看護婦の歴史

Nursing and Women's Labour in Modern Japan

寄り添う専門職の誕生

山下麻衣

Mai Yamashita

吉川弘文館

はじめに——量の確保と質の向上を求めて

一　看護師の役割のさらなる重要性

二〇一六年現在、日本看護協会は、重点政策・事業として、①「地域包括ケアシステムの構築と推進」、②「看護職の労働環境の整備の推進」、③「看護職の役割拡大の推進」、④「少子超高齢社会に対応する人材育成」を掲げています（日本看護協会 website http://www.nurse.or.jp/policy/ 二〇一六年五月三〇日閲覧）。この表明は、日本社会における高齢化の進展を踏まえたものです。多くの看護師はよりいっそう病院だけではなく家庭を直接訪問して看護をおこなうようになるでしょう（①「地域包括ケアシステム」、③「役割の拡大」）。在宅看護の場合、サービス供給の主体である看護師は、医師のもとでの勤務とは異なる専門性に基づいた判断を患者にますます求められるようになってきます（④「人材育成」）。そして働く場が広範囲に及ぶようになれば、それに比例して、より多くの看護師が必要です。それゆえ、資格を取得した看護師が、できるだけ離職をしないための労働環境の改善も当然課題になってきます（②「労働環境の整備」）。

このように、昨今、看護師は、病院での看護サービスの提供に加えて、家庭でサービスを供給する専門職としての活動の拡大を模索しつつあります。家庭での高齢者を対象としたケアサービスの提供が増加するのであれば、看護師は、介護分野のさらなる知識も要するようになるでしょう。看護師は、このような社会における役割の拡大を想定して、患者のために、教育レヴェルのさらなる上昇を志向しています（質の向上）。そして、そのような役割を担いうる看護師数の確保もまた、職務を十分に全うするために、常に、政策課題であり続けています（量の確保）。

二　看護師と准看護師

ところが、看護師の「質」を考えるうえで、近代以降、制度上、解決されるべき問題が、継続してあります。まずは、複線的な看護師資格取得ルートです。現在、看護師資格を取得するルートは、高等学校卒業後に大学・短期大学・看護師養成所などで教育を受けるコース、准看護師の資格を取得してから二年間の教育を受けるコース、高等学校の看護に関する学科において入学時から五年間の教育を受けるコースがあります。このようにいくつかコースがある背景には、十分な看護師数確保の必要性という「数」の論理がまずあります。そして、女性の教育水準が向上したことにともない、看護教育が大学教育に移行しつつあるということもあります。そして、特に問題とされている点が、「看護を担う資格職」の構成員としての看護師と准看護師という二資格の存在です。

まず、日本看護協会は、准看護師制度について、入学要件が中学卒業であること、専門教育期間の短さゆえ専門性が低いことなどを理由にあげ、一貫して批判し、制度そのものの廃止を訴え続けてきました。同会は、サイト上で、看護師と准看護師の、教育内容・時間、キャリアパスなどのデータを公開し、准看護師は、現在の社会のニーズに合っていないと主張しています。現在准看護師資格のみ持っている人に対しては、そのための対策として、看護師になるための進学支援にも熱心に取り組んでいる現状にあります（日本看護協会 website http://www.nurse.or.jp/policy/jinzai/

index.html 二〇一六年五月三〇日閲覧)。

対して、日本医師会は、准看護師について、特に中小病院や有床・無床診療所で、看護師とともに地域医療を支えているがゆえ、引き続き存続すべき資格であると主張しています(日本医師会『平成25年 医師会立 助産師・看護師・准看護師学校養成所調査』dl.med.or.jp/dl-med/teireikaiken/20130807_21.pdf 二〇一六年五月三一日閲覧)。日本医師会の主張は、たとえ学歴レヴェルや専門教育期間が看護師より短かったとしても、准看護師資格保持者の活躍の場はあるというものです。

三 複線的ルートの歴史的背景

このように、日本看護協会は、誰をどこで看護しようとも看護師資格は一つと主張しています。対して、日本医師会は場と対象者によっては看護師に加えて准看護師が必要だと訴えています。

ではなぜこのような意見の相違が出てくるのでしょうか。現在の准看護師資格廃止の主張の背景は、特に第二次世界大戦後、日本看護協会の先達たちが、どのような思いで専門性の向上のために取り組んできたのかを知れば理解できます。そして、第二次世界大戦前に時代を遡ると、日本において、「看護を担ってきた者」が、養成された場所、患者がいた場所、患者そのものの特性に応じて養成されてきた経緯があるため、日本医師会の意見がどのような思考の流れで生み出されてきたのかを理解する一助にもなるでしょう。

本書の目的は、「看護婦」と称される主体が、どのように養成され、誰を看護し、どのような場で働いてきたのかに関する歴史を示すことにあります。そして、看護婦が、どのような仕事を、いかなる待遇でおこなっていたのかを描き出すことにあります。

〈付記〉本書では、現在の呼称としての「看護師」、研究対象および歴史的存在としての「看護婦」という使い分けをしている。また、史料引用にあたっては、原則として、漢字は新字を用い、新仮名遣いに改め、適宜振り仮名を付した。また、引用および引用にもとづく本文の記述に、現在では不適切な表現とされる用語をふくむ場合があるが、そのままとした。

目次

目　次

第3章　派出看護婦会で働く看護婦

序章　女性が多く就く労働者としての看護婦の歴史

一　目　的

「誰が」看護の歴史を描くのか、もしくは描くべきか。この問いに対する主たる解は、「看護婦の資格を持つリーダー格の人物」であった。[1]看護婦のリーダーたちは、「看護婦の、暗く、そして、混沌とした過去」から、「現在に至る輝かしい歴史」を世に示すために、看護の歴史を記してきたというのである。[2]

このようないわゆる「サクセスストーリー」を描くことに主眼を置いた看護史研究は、現在、変化してきている。そこで、まずは、その変化について述べることにしよう。

(1)　研究機関

看護史研究の重要な拠点として、The American Association for the History of Nursing（ＡＡＨＮ）とUK Centre for the History of Nursing を紹介しよう。[3]

まず、ＡＡＨＮは一九七八年に設立された研究推進の団体である。この組織は「看護史研究に関心のある人々すべて」に対して研究の機会を与えるという意志を表明している。ＡＡＨＮの研究上の目的は、看護史に対する関心を国際的に高め、国境を超えかつ学際的な研究上の交流を進めていくこと、看護婦のみならず広く市民に「専門職」としての看護の歴史を伝えていくこと、看護史の優れた業績を世に出すこと、看護史にとって重要な史料の収集、保存、使用を奨励していくこと、看護史研究の情報を集める一助となること、職業としての看護の歴史や受け継がれるべき伝統に関する題材を生み出しかつ広げていくこと、看護教育に看護史を含めるように働きかけていくことにある(4)。AAHNの看護史研究発信の媒体は、年一回、学術雑誌として発行される *Nursing History Review* である。この雑誌の編者の一人でもあるパトリシア・アントニオ（Patricia D'Antonio）らが編集したグローバルヒストリーとしての看護史に関する論文集は、多様な分析視角に基づいた最新の研究動向を知る一つの材料である(5)。

次に、UK Centre for the History of Nursing は、マンチェスター大学の一部門として設立され、The School of Nursing, Midwifery, and Social Work 内に設けられた研究組織である。同センターは、UK Association for the History of Nursing（UKAHN）および The European Association for the History of Nursing（EAHN）において、中心的な役割を担っている。これら組織の研究上の目的は、看護史研究の推進、推進に要する資金獲得、優れた研究成果の発信、博士号取得のための指導、研究推進のための情報発信、学部教育および大学院教育への看護史研究導入にある。このような使命のもと、同センターはイギリスにある医学史の研究所、および、看護に関する史料を多く所蔵している The Royal College of Nursing（RCN）などと密に交流を持ち、研究を進めている。昨今、同部署の教授であるクリスチャン・ハレット（Christine Hallet）および彼女を中心としたグループが、戦争が要因となって生み出された看護婦が担う仕事と職務内容の独自性に関する歴史研究を積極的に進めている。

さらに、UKAHNの Website 上では、主要な研究業績が手軽に閲覧できるようになっており、看護史を学ぶ学生に対する文献リストも添付されている(6)。この文献リストには、看護史に加え、医学史や女性史、歴史研究の方法論に関する研究が含まれている。このことで、「学際的な研究としての看護史」という位置づけを明確に打ち出している。この研究グループが新たに編集した論文集によると、(7) 初期の看護史研究は、近代看護の創始者として称えられているナイチンゲールをひな形として、さらには、「帝国を支える女性」としての存在意義を強調した「影響力の大きい看護婦」の研究であった。しかしながら、少なくとも一九七〇年代以降、看護史研究は、女性史研究に大きな影響を受け、より「分析」されるようになり、看護の仕事が持つ意味内容の細部が明らかにされるようになった。(8)

このように看護史は、医学史、社会史、女性史の手法を学び、健康、疾病、科学、政策、移民などのトピックスを入れ込むことでより「多様」になり、(9) 階級、ジェンダー、人種にくわえて、看護の実践、イデオロギー、生活世界も「分析」するようになった。(10)

(2) 誰のために?

(1)で明らかにしたように、看護史研究の担い手は資格保持者以外にも確実に広がりを見せている。それゆえ、看護史研究の方法論はより学際性を帯びてきている。この流れに影響を受けて、「誰に」看護の歴史を伝えるのかという解も変わりつつある。

著名な看護史家の一人であるシオバン・ネルソン(Sioban Nelson)は、「医療の専門家ではない人」に対しても、看護とは何か、ヘルスケアシステムに、どのような貢献をしてきたのか、科学者として、専門家として、労働者としての女性という立ち位置で、どのようにそしてどれほど活動領域の範囲を広げていったのかを示していくべきだと主張している。(11) より多くの専門家以外の人々が看護史研究に簡単にアクセスできる環境が整えば、聖職としての看護婦の像にとどまらない「多様な」看護婦の姿を発信できるというのである。

看護史研究への関心の喚起という意味では、昨今、専門職としての看護婦の仕事を、写真や絵画を多用することで、楽しみながら学ぶ工夫がみられるし、(12) 社会のなかでの看護婦の「見られ方」を、ユニフォームの変遷で読み解く興味深い研究もある。(13) このような書籍は「看護の仕事を広く社会にわかりやすく」伝えるために出版されている。

二　日本で看護婦はどのように分析されてきたか？

(1)　地位の低さ

筆者はかつて、明治期後半以降、伝染病患者を看護する速成看護婦、病院で働く看護婦、看護婦会に所属する派出看護婦、戦時救護を目的とした日本赤十字社の看護婦を分析し、学歴および教育期間の異なる看護婦が混在していたこと、看護婦需給における「質」と「数」の問題が常に存在していたことを指摘した。(14) ただし、この論文では、日本の看護婦の質が「まちまち」であるということをある程度明らかにはできたが、日本の看護婦が、何に影響されて、需要もしくは供給され、結果として、それがどのように看護婦の働き方やそれに付随する待遇に影響し、質の違いをもたらしていたのかについての実証が不十分であった。

そこで、本書の分析視角をより明確にする意味で、看護婦の「質」に関する実証研究について検討しよう。

まず、取り上げるべきは、一九八〇年代に亀山美知子が世に問うた近代日本看護史四巻本である。亀山はこれら著作群を執筆するにあたって、「なぜ日本の看護婦の社会的地位は低いのか」という問いを立てた。そして「社会的地位の低さ」を実証するために、看護婦をめぐる制度、労働、個人史を詳細に検討した。(15) 亀山は、近代日本社会を、

「強固な女性役割を要求されている世界」とみなし、それゆえ、看護婦がたとえ職業婦人であったとしても、担える役割には限界があったと考えた。そして亀山は常に男性が優位に立つ日本社会のなかで、男性が多くを占めていた医師にとって、「都合のよい」女性の看護婦が多く養成され続けてきたとも述べている。すなわち、看護婦の地位の低さは「看護婦自身に根ざす女性という性別」に規定されるとした。

看護婦の地位の低さという問題については、看護婦自身が社会からの低評価を受け入れてしまっていることの問題性が指摘された書物を紹介した研究[16]、看護婦の役割に関する医師の言葉を分析した研究[17]もある。

このように、日本の研究者によってもなされてきた看護婦の職務に関する低い評価の起源に関連して、シオバン・ネルソン（Sioban Nelson）とスザンヌ・ゴードン（Suzanne Gordon）は、一九世紀以降、継続してある、看護婦は「美徳」を重視するべきで「倫理的に」振舞うべきであるという考え方の問題性を指摘している[18]。そして、このような看護婦像に基づく教育が現在にいたるまで続いているため、看護婦はいまだに専門職として広く認知されていないと主張する。シオバン・ネルソンは看護婦の起源を修道女に求め、看護婦職業に求められる「美徳」および「倫理的」という像の起源をすでに証明してもいる。

(2) 地位の向上

日本における看護史研究のもう一つの大きな流れとして、看護師資格を持つ研究者が、よりいっそう自立した専門性を持つ職業を目指すために、自らの職業のルーツや足跡を探り、時には、問題点を洗い出すことを目的とした著作群がある[19]。第二次世界大戦前の日本の看護の歩みを含んだ「通史」に位置づけられる研究はあるものの[20]、これら先行研究の少なからずが、第二次世界大戦後の看護の歩みの分析に焦点を当てている[21]。

終戦後のGHQの占領政策にも影響され、看護婦の専門性の向上を強く願う人々は、高卒という統一された学歴要件で養成された「一つの看護婦」を生み出すための制度整備に力を尽くした。ところが、最終的には、高卒者を受験資格とする「看護婦」と中卒者を受験資格とする「准看護婦」に分かれる結果となった。この決定は、高卒のみを看護婦資格要件にすれば看護婦の数の不足を招くという「数」の論理が大きく影響したとされ、「一つの看護婦」の実現を祈念し、かつ活発に運動を展開してきた日本看護協会に代表される当事者にとっては不本意かつ容認できないことであった。以降、現在まで、日本の看護師の最大の職能団体である日本看護協会は、看護の専門性の観点から一貫して准看護師制度に反対の姿勢をとり、政治の場でも主張し続けている。

このような経緯ゆえ、看護師資格を持つ研究者にとっての看護史研究の大きな目的は、なぜ看護婦と准看護婦という二つの資格に分かれてしまっているのかを歴史を学ぶことを通じてより正確に理解するため、そして、この状態を克服するための知識を得ることに置かれてきたという特徴がある。加えて、看護教育の歴史を分析し、日本の看護師が高い専門性を持った職業になるための道筋を詳細に記した研究も多い(22)。

(3)　地位以外

(1)および(2)で紹介された研究群の分析の方向性は、いずれも、「看護婦の社会的地位」に注目したものであった。

そのほか、看護婦の社会的地位の高低というよりは、看護婦の仕事内容に注目した研究群がある。「戦争と看護」という観点からは、広島陸軍予備病院における看護の内実を示した研究(23)、陸軍における看護のあり方を精力的に分析した鈴木の諸研究(24)、戦時救護をおこなった日本赤十字社の看護婦の歴史研究(25)がある。派出看護婦に関連した歴史研究としては、看護史研究会が一九八〇年代に出版した通史その他が発表されている(26)。そのほか、男性の看護人の役割を分析した諸研究[27]、近代以前の日本で看護という概念がどこから出現したのかを考察した研究[28]など、新たな分析視角の提示もなされつつある。

三　問題設定

二で確認されたように、日本の看護史記述の主題は、日本社会における看護婦の社会的地位の高低の判断、そして、その判断をもとにした社会的地位向上の方策の提示であった。

まず、本書の主題は「女性が多く就く労働者」としての日本の看護婦の働き方の歴史を描き出すことにあるため、必要に応じて、他職種と労働状況に関する数値を比較しその高低を示す場合もあるという意味では、看護婦の社会的地位に注目しているといえる。しかしながら、本書は執筆の最大の目的を社会的地位の高低の判断や看護婦の歴史を踏まえた政策提言に置かない。

本書執筆の主たる目標の第一は、日本において看護婦とはどのような存在であったのかを明らかにすることである。第二次世界大戦前の日本社会には、「看護婦」という同じ呼称であっても、多様な「看護婦」が「看護婦」として働いていた実態があった。そのような実態認識を軸にして、まずは、どのような看護婦がいたのかを整理し、彼女らの労働状況に代表される活動実態を示したい。この作業は看護婦の社会的地位だけにとどまらない日本の看護婦職業の特徴を歴史的に記述するうえで重要な作業だと考える。

第二は、第一の作業によって分類された「看護婦」それぞれについて、賃金その他の統計上の数値で示しうる看護婦の待遇を明らかにし、「女性が多く就く労働者」としての日本の看護婦の働き方の歴史を描き出すことである[29]。第二次世界大戦前、看護婦と呼ばれた人々の少なからずが日当で働いており、看護婦の労働実態が個々によって千差万別であるがゆえ、その変遷の特徴を浮き彫りにしたり、辿ったりすることは簡単ではない。しかしながら、それでもなお、あえてこの作業にこだわり続けている理由は、筆者が日本経済史の専門教育を受けてきており、より多様だと想定される女性の働き方を歴史研究で示す必要性を痛感しているからである。そして、すでに先行研究で積み上げられている看護婦の社会的地位の変遷の歴史をより深く考察するためにも、より豊富な歴史を分析しうる材料を集め、客観的に判断していく必要があると考えているからである。

第三は、看護婦の待遇はどのような基準軸を定めたうえで誰によってどのように判断されてきたのかについても記したい。この点に意識的になることによって、看護婦の社会的地位の理解のされ方のプロセスもまたより鮮明になるのではないかと考えている。

四　本書の構成

本書の各章は、「どこで」もしくは「誰を」看護していたのかという基準で分類した。そして、その分類に沿って、養成方法、職務内容、待遇の歴史を明らかにした。

第1章「資格職としての看護婦」では、看護婦の労働状況を具体的に分析するにあたっての基礎知識として、看護婦が資格職として認知される過程を示していく。実習と理論の学びを数年間こなした後、看護婦を世に出すというスタイルの教育を開始した養成所としては、一八八〇年代後半に設立された有志共立東京病院看護婦教育所、同志社病院京都看病婦学校、櫻井女学校附属看護婦養成所、帝国大学医科大学附属第一医院看病法講習科、日本赤十字社病院看護婦養成所が名高い。一九〇〇年代に入ると、道府県それぞれが看護婦規則を制定し、一九一五年に内務省令「看護婦規則」が成立した。本章では、このような一連の規則が生み出された背景とこれら規則が看護婦の働き方に及ぼした影響について考える。

第2章「戦地に派遣された看護婦」では、戦時救護を担った日本赤十字社の看護婦の養成方法と仕事内容を記述していく。第二次世界大戦前の日本赤十字社の看護婦は看護界のエリートであった。「エリート」と表現した理由は、養成所入学の学歴要件の高さと、専門教育を学ぶ期間の長さによる。第二次世界大戦前の日本赤十字社の看護婦は、戦争で負傷した者や病気に罹患した者に対する看護を専門的に担い、女性という性であっても国のために最前線で働ける可能性を秘めた数少ない資格職であった。日本赤十字社の看護婦が初めて陸軍病院に派遣されたのは一八九四年であった。以降、陸海軍に対する日本赤十字社の役割は一九〇一年に規定された日本赤十字社条例で定められ、一九一〇年に改正されたことをもって陸海軍の衛生部隊の補助機関的な役割を担う権利と義務を負うようになった(30)。これは日本赤十字社の看護婦の日露戦争（一九〇四―〇五年）での活躍と無関係ではなく、以降、主に陸軍の要請で、看護婦を中心とした救護班が戦争ごとに結成され、戦地に派遣された。本章では、日本赤十字社の看護婦の養成方法、規模、待遇を述べていく。

第3章「派出看護婦会で働く看護婦」では、第二次世界大戦前に、数的に大きな割合を占めていた派出看護婦会に所属する看護婦の仕事内容と待遇について、東京府を中心に述べていく。第二次世界大戦前、患者もしくはその家族による直接的な看護婦雇用が常態化していた。このような形で需要された看護婦は「派出看護婦」と呼ばれた。派出看護婦は、患者のいる家庭もしくは病院に、看護婦が経営する派出看護婦会から出向いた。派出看護婦は患者の生活にとって大切な存在であったが、やがて質のばらつきが問題視されるようになってくる。このことが、一九一五年の

「看護婦規則」成立の大きなきっかけの一つともなった。派出看護婦の存在は日本における看護婦の評価の構造を形づくる大きな因子ともなった。そして一九三〇年代以降の派出看護婦は資格を持たない者との仕事の獲得競争にさらされることになった。

第4章「病院で働く看護婦」では、どのような属性を持つどれほどの数的規模の看護婦が、病院でどのような働き方をしていたのかを見ていく。第二次世界大戦前に「病院で働き看護サービスを提供していた者」には無資格の「見習看護婦」、資格を持っている「看護婦」、そして「派出看護婦」がいた。このうち、特に、「看護婦」と「見習看護婦」の労働状況について示す。看護婦が病院でどのような職業生活をおくっていたのかを明らかにすることは、日本社会で看護婦がどのようなイメージを持って捉えられていたかを考えるうえで、有用な情報を提供できるだろう。本章では、看護婦がどのような道筋をたどって病院で働くようになったのか、どのような待遇で雇用されていたのかを示していく。

第5章「貧困な患者のために働く看護婦」では、貧困の問題化と看護婦が果たした役割を記述していく。大正期には、貧困と疾病問題による医療費の重さが社会問題化していく。そのような社会状況にあって、診療費軽減や健康保険制度創設の要求がおこり、政府に保健衛生調査会が設置されるといういわゆる「医療の社会化」の流れが出てきた。この動きに対応して、看護婦のなかには特に貧困者を対象とした活動をおこなう者が出てきた。本章ではこのような役割を担った看護婦のうち、済生会と日本赤十字社で養成された看護婦について紹介する。彼女らは巡回看護事業として貧困世帯を家庭訪問し無料で看護サービスを提供した。本章では、済生会発行の診療統計類、日本赤十字社の発行雑誌『博愛』および『同方』を主たる材料とし、実際にこのような看護を担っていた当事者の声を紹介しながら、看護の中身を具体化していく。

第6章「海外により近い看護婦」では、公衆衛生活動に主体的に携わった看護婦をとりあげる。第一に、第二次世界大戦前における学歴レヴェルの高い看護婦として、日本赤十字社の看護婦に加えて、一九三〇年に設立された聖路加病院研究科の卒業生の存在があった。日本赤十字社とともに学歴レヴェルが高く、優秀な看護婦として並び称されていた聖路加出身の看護婦が、なぜ公衆衛生を主体的に学んだのか、そして、彼女たちはどのような進路をたどり、いかなる意味で日本の看護婦の働き方に影響を与えたのかを考える。第二に、海外発の看護内容の影響を強く受けていたという意味では聖路加卒業の看護婦と同等であった保良せきが、主任として活躍した朝日新聞社会事業団公衆衛生訪問婦協会の活動内容を示す。

第7章「小学校で働く看護婦」では、学校衛生を担う主体として養成された学校看護婦をとりあげる。第一に、一九二〇年代から一九三〇年代にかけて数回実施された学校看護婦に関する実態調査の数値を用いて、学校看護婦の待遇と属性の特徴を述べていく。第二に、学校看護婦が何をしていたのか、自身の職務内容にどのような考えをもっていたのかが具体的にわかりうる雑誌『養護』および『学童養護』を用いて、学校看護婦自身の職務内容に関する不満を含めた意見を拾い上げ、学校看護婦がおこなう職務内容に関する「理想」と「現実」の乖離を示す。

注

（1） Sioban Nelson (2002) "The fork in the road: nursing history versus the history of nursing?" *Nursing History Review* 10, 176.

（2） 同右。

（3） ほか、The Austrarian Nursing History Project, Canadian Association for the History of Nursing（CAHN）も年に数回研究活動を報告する場を設けている。

（4） AAHNのwebsiteより翻訳のうえ、引用。https://www.aahn.org/about.html 二〇一六年四月一日閲覧。

（5） Patricia D'Antonio, Julie A. Fairman, Jean C. Whelan ed.（2013）*Routledge Handbook on the Global History of Nursing*（Routledge）.

（6） UK Centre for The History of Nursing の website. http://sites.nursing.manchester.ac.uk/ukchnm/publications/bibliographies/ 二〇一六年四月七日閲覧。

（7） Christine Hallet ed.（2015）*The History of Nursing*（*4-Volume Set*）（Routledge）.

（8） Manchester University Press から看護史の論文集が続々と出版されている。Jane Brooks and Christine Hallett（2015）*One hundred years of wartime nursing practices, 1854–1953*（Manchester University Press）, Anne Borsay and Pamela Dale（2015）*Mental Health Nursing: The working lives of paid carers in the nineteenth and twentieth centuries*（Manchester University Press）, Helen Sweet and Sue Hawkins（2015）*Colonial caring: A history of colonial and post-colonial nursing*（Manchester University Press）, Gerard Fearly, Christine E. Hallet ed., Christine Hallett and Susanne Dietz（2015）*Histories of nursing practice*（Manchester University Press）, Chrisitine Hallet（2016）*Nurse Writers of the Great War*（Manchester University Press）, Tommy Dickinson（2016）*Curing queers Mental nurses and their patients, 1935–74*（Manchester University Press）.

（9） Sioban（2002）, 177.

（10） 看護史研究における「多様な」分析視角を紹介した出版年が早い書籍として、Robert Dingwall, Anne Marie Rafferty, Charles Webster（1988）*An Introduction to the Social History of Nursing*（Routledge）, Susan McGann, Barbara Mortimer（2003）*New Directions in Nursing History: International Perspectives*（Routledge Studies in the Social History of Medicine）などがある。

（11） Sioban（2002）, 185.

（12） Joan E. Lynaugh, Christine E. Hallet（2010）*Celebrating Nurses: A Visual History*（Barrons Educational Series Inc）.

（13） Frederic A. Sharf with Catherine Pate & Jill Carey（2013）*The Fashionable Nurse: A Study of Stylish Professional Dressing 1910–1970* [publisher not identified].

(14) 山下麻衣（二〇〇八）「明治期日本における看護婦の誕生―内務省令「看護婦規則」前史」川越修・鈴木晃仁編著『二〇世紀社会の医療戦略　分別される生命』法政大学出版局所収、九一～一二七頁。

(15) 亀山美知子（一九八三）『近代日本看護史Ⅰ日本赤十字社と看護婦』ドメス出版、同（一九八四）『近代日本看護史Ⅱ戦争と看護』、同（一九八五）『近代日本看護史Ⅲ宗教と看護』、同（一九八五）『近代日本看護史Ⅳ看護婦と医師』。

(16) 上坂良子・水田真由美（二〇〇九）「山本良吉著『看護婦の心得』にみる看護倫理観と明治後期の看護界の状況」『日本医史学雑誌』第五五巻第二号、二〇一頁。

(17) 上坂良子（二〇一〇）「明治期の医師―近藤常次郎による看護管理体制の示唆」『日本医史学雑誌』第五六巻第二号、一六四頁。平尾真智子（二〇一一）『高く尊き看護婦の使命』（昭和八年刊）にみる医師　二木謙三の看護観」『日本医史学雑誌』第五七巻第二号、一七三頁。

(18) シオバン・ネルソン、スザンヌ・ゴードン編（井部俊子監修、阿部里美訳）（二〇〇七）『看護学名著シリーズ　ケアの複雑性　看護を再考する』エルゼビア・ジャパン。

(19) 看護婦職業の専門性の変遷過程を分析するという意味で、同様の方向性を持つ看護史研究は日本のみならず海外の研究においても少なからず存在していた。Sioban (2002), 177.

(20) 日本看護歴史学会編（二〇一四）『日本の看護のあゆみ：歴史をつくるあなたへ』日本看護協会出版会。

(21) 金子光編著（一九九二）『初期の看護行政』日本看護協会。日本看護歴史学会編（一九九八）『検証―戦後看護の五〇年』メジカルフレンド社。ライダー島崎玲子・大石杉乃（二〇〇三）『戦後日本の看護改革―封印を解かれたＧＨＱ文書と証言による検証』日本看護協会。

(22) 通史として、土曜会歴史部会（一九七三）『日本近代看護の夜明け』医学書院、看護史研究会編（一九八九）『看護学生のための日本看護史』医学書院、平尾真智子（一九九一）『資料に見る日本看護教育史』看護の科学社など。個別の養成学校の看護教育の歴史は例えば岡山寧子（二〇一〇）「同志社病院・京都看病婦学校ではじめられた看護教育―リンダ・リチャーズの日本での活動から（特集　京都府立医科大学の看護教育開始から１２０年を経て―そのはじまりをみつめる）」『京都府立医科大学雑誌』第一一九巻第二号、八九～九八頁。

(23) 千田武志・坂村八恵・岡本裕子・隅田寛（二〇〇九）「北清事変期の医療と看護―広島陸軍予備病院を例として」『日本医

史学雑誌』第五五巻第二号、一九九頁。隅田寛・岡本裕子・坂村八恵・千田武志（二〇〇九）「北清事変期の広島陸軍予備病院における外国人傷病者の医療と看護」『日本医史学雑誌』第五五巻第二号、二〇〇頁。岡本裕子・坂村八恵・隅田寛・千田武志（二〇一〇）「日露戦争期の広島予備病院における活動―日赤救護班の看護活動を中心として」『日本医史学雑誌』第五六巻第二号、一六三頁。

（24）　鈴木紀子（二〇一〇a）「陸軍における看護卒教育の始まり（明治六年～明治一七年）」『日本看護歴史学会誌』第二三号、九二頁～一〇六頁。同（二〇一〇b）「陸軍の衛生要員補充制度の成立過程（特集　軍事と衛生）」『軍事史学』第四六巻第二号、一一一～一二六頁。同（二〇一三a）「陸軍看護学教科書：明治五年から明治二三年まで」『日本看護歴史学会誌』第二六号、七九～九三頁。同（二〇一三b）「陸軍における近代看護学の導入（特集　軍事と医療（1））」『軍事史学』第四九巻第三号、四二～五九頁。

（25）　川口啓子・黒川章子（二〇〇八）『従軍看護婦と日本赤十字社―その歴史と従軍証言』文理閣。

（26）　看護史研究会（代表執筆：遠藤恵美子）（一九八三）『派出看護婦の歴史』勁草書房。上坂良子・水田真由美・黒田裕子（二〇一一）「私立東京看護婦学校の設立とその動向」『日本医史学雑誌』第五七巻第二号、一七四頁。川原由佳里・鷹野朋実・山崎裕二（二〇一二）「明治期における日本赤十字社京都支部の看護婦養成と派出看護活動：京都支部選出看護婦「高木ハル」の個人史から」『日本看護歴史学会誌』第二五号、五八頁～七三頁。

（27）　山崎裕二・谷岸悦子・丹羽淳子（一九九五）「近代看護史のなかの男性看護者（1）―明治初年～一〇年代の陸軍と博愛社」『日本赤十字武蔵野女子短期大学紀要』第八号、一〇三～一一二頁。山崎裕二（一九九六）「近代看護史のなかの男性看護者（2）―日清戦争における日本赤十字社の看護人」同前・第九号、七九～八三頁。同（一九九七a）「明治二九年～三六年における日本赤十字社の準備看護人養成と卒業後の動向―近代看護史のなかの男性看護者（3）」同前・第一〇号、七五～九九頁。同（一九九七b）「義和団事変における日本赤十字社の看護人―近代看護史のなかの男性看護者（4）」同前・第一〇号、一〇〇～一一二頁。同（一九九八）「日露戦争における日本赤十字社の看護人―近代看護史のなかの男性看護者（5）」同前・第一一号、一一三～一三五頁。同（一九九九）「一九一〇年代における日本赤十字社の救護看護人―近代看護史のなかの男性看護者（5）」同前・第一二号、九二～一一二頁。同（二〇〇〇）「一九二〇年～一九四五年における日本赤十字社の看護人―近代看護史のなかの男性看護者（7）」同前・第一三号、一五一～一六九頁。

（28）平尾真智子（二〇一三）「『看病手引歌』（文政一〇年刊）にみる仏教思想に基づく看護」『日本看護歴史学会誌』第二六号、六七～七八頁。

（29）労働者としての看護婦を分析した先行研究としては、例えば、Christopher J. Maggs（1983）*The Origins of General Nursing*（Croom Helm, London, Sydney, Dover, New Hampshire), Hawkins, Susan（2010）*Nursing and women's labour in the nineteenth century: the quest for independence*（Oxford, U.K.: Routledge）がある。

（30）「日赤のてびき」刊行委員会編（一九八六）『人道：日赤のてびき』蒼生書房、一七六頁。

第1章　資格職としての看護婦

明治期以降、女性が多く就く「新しい職業」に関する案内本が多数出版された。いわゆる職業紹介本のなかで、たとえば、萬朝報の記者であった落合浪雄が一九〇三年に出版した『女子職業案内』のなかでは、看護婦は、女性に最も「適当」で最も「成功しやす」く、女性ならではの「温順親切な」性質を利用できる職業として、紹介された。(1)

このように女性の代表的な職業分野として紹介されてきた看護婦の資格制度はどのような変遷をたどってきたのだろうか。

一　先駆的な看護婦養成所の設立

看護の実習と理論を学ぶ教育機関としての看護婦養成所は一八八〇年代後半以降設立された。有志共立東京病院看護婦教育所、同志社病院京都看病婦学校および櫻井女学校附属看護婦養成所、帝国大学医科大学附属第一医院看病法講習科、日本赤十字社病院看護婦養成所がその代表例である。(2)

第一の有志共立東京病院看護婦教育所は、高木兼寛がイギリスで看護教育視察後、設立した学校である。同所は一八八五年に「一七歳以上二五歳以下、身元引受人があること」を条件に入学試験を実施した。一八八八年には五名の卒業生を出し、院内看護だけではなく、愛知病院へ看護婦を派出した。(3)

第二の京都看病婦学校は、一八八六年に宣教師として帰国した同志社英学校校長の新島襄と医師ベリーが開設したキリスト教を基礎とする看護婦養成所であった。設立当初の規則によると、入学資格は三〇歳から四〇歳、就学期間は二年間であった。一八八八年には四名の卒業生を出し、うち二名は学校に残って助手と婦長を兼任した。同校および病院の管理は後に佐伯理一郎に委任された(4)。

第三の櫻井女学校附属看護婦養成所は、一八八六年に、現在の女子学院の前身である櫻井女学校に付設された。修業年限は二年であり、一回生は帝国大学医科大学第一医院で実習を受けた。一回生八名のうち六名が修業証書を受け取り、そのなかには後に東京看護婦会会頭になる鈴木雅子や、『実地看護法』を執筆した大関和がいた(5)。

第四の帝国大学医科大学附属第一医院看病法講習科では、一八八七年に、当時医学部長であった三宅秀によって、看護教育が開始された(6)。同年、イギリスからアグネス・ウィッチを迎え、イギリス発の看護教育を学ぶ機会を提供した。櫻井女学校から選ばれた大関和、鈴木雅子ら六名と当時働いていた者のなかから二二名が第一回生となり、一年間教育を受けた(7)。一八九〇年には、看病法講習科として再スタートした(8)。

第五の日本赤十字社病院看護婦養成所は、一八九〇年に看護婦の養成を開始した。同社の看護婦養成は当初、学業一年半、実務練習二年の課程で、主たる教員は帝国大学医科大学別科の卒業生であり、第一回生は一〇名、半年後の一〇月に第二回生九名が入学した(9)。

二　内務省令「看護婦規則」誕生へ

(1)　道府県制定の「看護婦規則」

看護婦の資格規定たる看護婦規則を全国ではじめて制定したのは東京府であった。[10]一九〇〇年に東京府で看護婦規則が制定された理由は、第一に、伝染病の流行および医療施設の増加により、さまざまな養成形態による看護婦が誕生しつつあったこと、第二に、そのことに関連して特に派出看護婦、速成看護婦、私立の施設で養成された看護婦が技能・年齢・風紀の面で問題が多いとされたこと、第三に、看護婦職業は地理的移動の範囲が広がりつつあるため、ある程度の資格統一を要することなどであった。一九一五年制定の内務省令「看護婦規則」成立以前には、計二九の府県が看護婦規則を制定しており、免許取得の最低年齢は一七歳で、看護婦資格を得るためには、看護婦試験に合格する必要があった。[11]

(2)　看護婦の待遇

先の『女子職業案内』の出版年は一九〇三年であり、東京府が看護婦規則を制定して間もない頃に該当する。本項では、東京府で看護婦資格制度が確立しつつあった時期の看護婦の待遇を見てみよう。

第一は、見習看護婦を意味する「看護婦講習生」に関する記述である。[12]看護婦講習生とは、「年齢十八才以上、身体健全、高等小学校卒業またはそれと同等の学力を有した者」であった。看護婦講習生は、病院[13]または看護婦会[14]で、最低二年間、学ぶ必要があった。病院や看護婦会の看護婦講習生は「助手」待遇であった。病院の助手は一般的に貸費生で、学費は不要であった。一方、看護婦会の助手は伝染病に罹患していない患者から「不染病看護日当」として三〇銭、伝染病に罹患している患者から「伝染病看護婦日当」として五〇銭を受け取った。これら日当のうち、看護婦会は「会費」として、二割から二割五分差し引いた残額を助手に交付した。(15)

第二は、看護婦資格取得方法に関する記述である。(16)まず、官公立病院の助手は、養成所卒業後、無試験で免状を得た。官公立病院以外の助手は試験の受験を要した。ただし、満三年間、無資格の「看護婦」として働いていた者には、特別除外例があり、医師などの証明のみで資格が得ることが可能であり、「お情け免状」と呼ばれていたようである。

試験の種類は学説および実地試験であった。看護婦講習生のなかには、学科試験は合格するものの実地試験で不合格となる者やその反対の者も無視できない人数いた。

第三は、看護婦資格取得者の属性に関する記述である。(17)目立って多かった所属機関は、日本赤十字社、東京慈恵医院、帝国大学医科大学第一および第二医院であった。『女子職業案内』によると、医科大学の看護婦は、内科外科に加えて、産科、婦人科、眼科、小児科などを実地で経験している「完全な看護婦」と表現された。日本赤十字社の看護婦は戦時救護を主たる任務とした「外科的看護婦」であったこと、地方支部で養成された看護婦は、学説と実地を分けて学んでいないがゆえに人によっては落第を繰り返していると指摘された。東京慈恵医院の看護婦は患者に接するために最も必要な学科を学び実践的であったと記載されている。このように、病院の看護婦は、所属病院の患者の特徴、診療サービスなど病院の特徴に合わせて養成されていた。

第四は、看護婦の等級に関する記述である。(18)看護婦の等級には特等、一等、二等、三等という区分があった。これら等級によって、看護婦の日当には差があった。たとえば、「不染病看護日当」はそれぞれ一円、八〇銭、六〇銭、四〇銭であり、「伝染病看護日当」は一円二〇銭、一円、九〇銭、七〇銭であった。看護婦の等級差について、たとえば、特等や一等看護婦とは「学術が確かで患者に対し懇切周到で、言語動作とも医師と患者の気受けの好い者」、「何事にも忍堪し得る者」、「患者には往々有り勝ちなる我儘な事をされても、肺病患者に唾液をしかけられても、虚心平気で少しも怒りの情を表に現さず、堪え忍び居る事が出来得る位の者」であった。つまり、等級という測定値で差別化される看護婦の能力とは、いわゆる学説に範を置いた看護技術の高低に加えて、「感じが良い」といった人柄の要素、患者の理不尽な行動に対する「忍耐」といったことも含まれていた。

第五は、看護婦の収入に関する記述である。看護婦会の看護婦は、規定上、日当以外の報酬を受けないことになっていた。派出看護婦会の会長がこのような行為を認めた場合は、その者を除名し、組合へ報告して採用できないようにした。

しかしながら、患者から看護婦に支払われるいわゆる「心づけ」の慣習は常態化していた。心づけを意味する「特別収入」の相場は五円から七円であった。そして、いわゆる「ケチ」な患者である場合、謝礼を催促し、心づけの多少を口に出す看護婦もいた(19)。

或る私立病院の看護婦取締りに、技量はあるが自己の姓名すら書き得ぬのがある。尤《もっと》も是等は一々医師の命令に従って只寧《ただむし》ろ患者の番人に過ぎぬのであるが、其部下には幾人かの手下が有て、一等室二等室三等室四等室隔離室等に一々部屋頭の様な取締が居て、是が又其部下の幾十人を監督して居る。其給料は俗に云う「もらい」が目的で無給金であるが、其収入は大したもので、正則の看護婦より以上である。そして、若《も》し患者に文口主義な人があるとき、其の隣室の患者が心付を呉れた時は、貰受けた者数名が共謀して、其の文口主義の病室へ聞えよがしに、故《こと》さらに「只今はありがとうございました」と怒鳴る。で文口主義も堪えられずに若干かの心付を出す。

若し是でも出さぬ時は日が暮れても一番後で燈火を点じ、風呂が沸いても容易には通知せず、其の上見舞い客が来ても碌々挨拶せぬのみか買い物を頼まれた時には棒先を切り、甚だしきは患者の食物滋養品を盗みに行く。

この記述は看護婦を「患者に金を集《たか》る悪者」とみなした批判である。集りや盗みという行為自体は批判されてしかるべきものである。しかしながら、患者と看護婦の間で心づけが常態化していた実態があったとするならば、看護婦が看護サービスを提供した「正当な対価」として相応の心づけを患者やその家族に求めることそれ自体は「良い悪い」の問題ではなく、彼女たちにとっては「ふつう」のことであったという見方もできる。

以上、『女子職業案内』で示された看護婦とは、第一に各道府県の規定に基づいて免状を得た者、第二に免状はない段階で、病院もしくは看護婦会に所属し、しかるべき報酬を得ていた者であった。看護婦の仕事に対する能力を測る基準が曖昧であったこの時期には、看護婦免状を持たない者も少なからず「看護婦」として働いていた。そして時には、金銭獲得のために手段を選ばない者もいた。資格の有無や品性という意味で「多様」な看護婦のあり様をうけて、患者をより「適切」に看護する職業として、看護婦の理想的な姿を議論する流れが出てきていた。

三　内務省令「看護婦規則」と看護婦会取締規則

(1)　内務省令「看護婦規則」および看護婦会取締規則

一九一五年に内務省令「看護婦規則」が制定された。この規則によると、看護婦免許を取得するには年齢一八歳以上で、地方長官の指定した看護婦学校または講習所を卒業した者、もしくは、地方長官の行う看護婦試験に合格した

表1　内務省令「看護婦規則」および「改正保健婦助産婦看護婦法」の概要

制定年	1915年	1951年
法律名	看護婦規則	改正保健婦助産婦看護婦法
看護婦の規定	公衆の需めに応じ傷病者又は褥婦看護の業務を為す女子	「看護婦」とは，厚生大臣の免許をうけて，傷病者もしくはじょく婦に対する療養上の世話または診療の補助をなすことを業とする者.「准看護婦」とは，都道府県知事の免許をうけて，医師，看護婦の指示を受けて，傷病者もしくはじょく婦に対する療養上の世話をなすことを業とする者.
資格取得年齢	18歳以上	《看護婦》18歳以上 《准看護婦》15歳以上
一般学歴	原則として高等小学校以上	《看護婦》高卒 《准看護婦》中卒
養成主体 在校期間	1. 指定看護婦養成所（2年間） 2. 看護婦学校（約6ヵ月） 3. 病院附属看護婦養成所（1年間）	《看護婦》 1. 大学（4年間） 2. 短期大学（3年間） 3. 短期大学（2年間，高卒，准看） 4. 高等学校専攻科（2年間，高卒，准看） 5. 専修・各種学校（3年間，2年間（准看業務経験3年以上または高卒准看）） 《准看護婦》 1. 高等学校（3年間） 2. 各種学校（2年間） 3. 専修・各種学校（2年間）
試験受験	1. 不要　2. 要　3. 要	《看護婦》国家試験 《准看護婦》都道府県知事実施の試験
備考	上記2は，派出看護婦会もしくは病院に住み込んで見習看護婦をしている者が対象.	

出所：山下麻衣（2001）「明治期以降における看護婦資格制度の変遷」『大阪大学経済学』第50巻第4号，105頁の表を加筆修正.

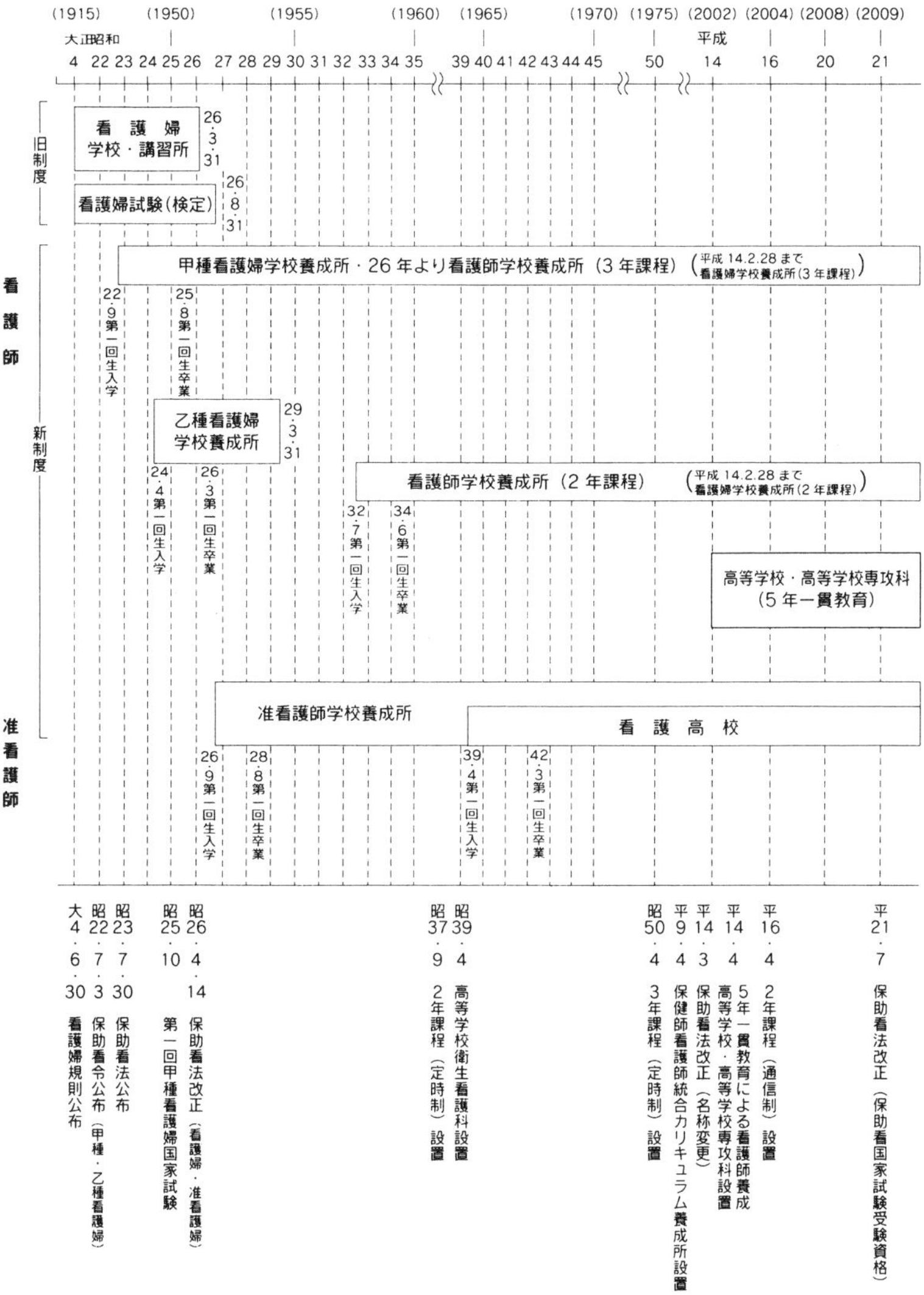

図1　看護婦教育制度の変遷

出所：保健師助産師看護師法60年史編纂委員会編（2009）『保健師助産師看護師法60年史―看護行政のあゆみと看護の発展』89頁.

者の二通りのコースになった。[20] 表1は内務省令「看護婦規則」と一九五一年における「改正保健婦助産婦看護婦法」を比較したものであり、図1は看護婦の教育制度の変遷過程である。

(2)　看護婦会取締規則

看護婦会取締規則のなかで注目すべき取り決めは、看護婦会が所属看護婦から徴収する看護料を、看護婦が稼いだ収入全体の「二割」に統一するというものであった。これに対して、東京府内にあった看護婦会は内務省に対して、この額では経営を維持できないとして「二割五分」を要求したが実現はかなわなかった。[21] そして一九二〇年には、派出看護婦会はすべて許可営業とすること、派出看護婦会の会長になる資格は、「満五年以上看護婦として業務を為し且つ現に之に従事する者たること」[22]、そして、見習看護婦は、「一、病院又は医院に派出するとき」および「二、看護婦に附随せしめて派出するとき」以外は派出してはならないとする、[23] 新たな看護婦会取締規則が制定された。[24] 会員は有資格者で構成される「正会員」と見習看護婦を意味する「准会員」の二種類があった。同規則において、看護婦会の所属会員数は最低二〇名とされたが、一九二六年の調査によると、東京府下の調査対象である看護婦会のうち、約七〇％の派出看護婦会が二〇名以下の会員数であった。すなわち同規則の効力は必ずしも強いものではなく、全体としては、小規模な看護婦会が多かった。[25]

(3)　看護婦試験

看護婦試験は春と秋に各一回実施された。一九一五年から一九二九年における看護婦出願者数および合格者数のうち、全国、東京府、大阪府についてまとめたのが表2である。

表2　看護婦試験出願者数および合格者数の推移

年	全国			東京府			大阪府		
	出願者	合格者	合格率	出願者	合格者	合格率	出願者	合格者	合格率
	（人）	（人）	（%）	（人）	（人）	（%）	（人）	（人）	（%）
1915	1,786	871	48.8	—	—	—	—	—	—
1916	3,822	1,875	49.1	1,039	480	46.2	—	—	—
1917	4,626	2,289	49.5	1,056	568	53.8	493	225	45.6
1918	5,100	2,392	46.9	1,283	813	63.4	533	198	37.1
1919	5,808	2,714	46.7	1,451	640	44.1	707	334	47.2
1920	7,019	2,990	42.6	1,888	783	41.5	860	232	27.0
1921	9,007	3,002	33.3	1,951	364	18.7	814	246	30.2
1922	10,281	3,209	31.2	2,134	391	18.3	869	263	30.3
1923	10,710	3,633	33.9	1,889	387	20.5	780	291	37.3
1924	13,413	4,315	32.2	2,158	690	32.0	943	195	20.7
1925	17,308	4,864	28.1	2,715	447	16.5	1,109	180	16.2
1926	17,171	4,617	26.9	2,062	257	12.5	942	161	17.1

注：全国における数値のうち，北海道，東京，千葉，福井，広島，宮崎は1916年以降の数値，大阪は1917年以降の数値，神奈川は1922年以降の数値，長崎は1921年以降調査されているものの数値の記載なし，群馬は1925年以降の数値，茨城，佐賀は1921年以降の数値，奈良は1919年以降の数値，愛知は1916年以降調査はされているものの数値の記載なし，青森，島根，岡山，沖縄は各年別の数値の記載なしである．

出所：中央職業紹介事務局（1927）『職業婦人調査　産婆・看護婦』中央職業紹介事務局に添付されていた「看護婦試験出願者数及び合格者数（自大正四年至同十五年）」．

一九二一年までの各道府県における数値に漏れがあるが、全体の傾向として、第一に、看護婦出願者数は増加し、第二に、合格率の推移を見る限り、看護婦試験合格による資格取得の難易度は上昇傾向で、第三に、出願者数が集中している東京府および大阪府では全国に比して競争率が高かったことが確認可能であった。看護婦は、特に大都市圏で、看護婦は「選ばれし者」が就く職業になっていたのである。

四　多様な資格取得方法と「質」

内務省令「看護婦規則」内の条文のうち、看護婦が働く場を決めるうえで大きく影響した条文は、第二条と第五条であった。

第二條　看護婦たらしむる者は十八年以上にして左の資格を有し地方長官（東京に於いては警視総監、以下之に倣う）の免許を受くることを要す

一、看護婦試験に合格したるもの

二、　地方長官の指定したる学校又は講習所を卒業したるもの。地方長官免許を与うるときは看護婦免状を下付す

第五條　一年以上看護の学術を修業したる者にあらざれば看護婦試験を受くることを得ず

第二条の「一」は、指定看護婦養成所を持っていない病院もしくは指定看護婦養成所ではない看護婦養成所を持つ病院で見習として働いている者、もしくは派出看護婦会で見習として働いている者を対象とした規定であった。

そして、右記の第五条が意味するところについて、以下のような説明がある。

第五條における受験者は一年以上看護学術を修業したる者たること、と云うのは受験者にとって最も大切な条件です。それで、本に依る学理的研究所謂《いわゆる》独学のみでは受験の資格が得られない訳ですから、志願者は見習看護婦として病院或いは看護婦会に勤めて独学するか、学校あるいは養成所に入って勉強するかの方法を取らねばなりません。例えば学校に於いて半年修業したとしますならば（修業年限の短い学校或いは養成所は大概六ヶ月です）後半年を医院か看護婦会で実地に勉強するという様に一年以上看護の学術を修業する事を必要とします。見習生を募集する病院或いは看護婦会は大抵学校に通わして呉れます。(26)

つまり、指定看護婦養成所に通っていない者が、看護婦の資格試験を受験するためには、「第三者が、一年以上、看護の学術を学んだことを証明する」必要があったということである。

この点についてもう少しこだわってみる。看護婦試験を受験するためには、願書、履歴書、受験資格証明書、戸籍謄本、写真、受験料、受験人住所を要した。(27)そして、履歴書を書く際に、最も大切なことは、「一ヶ年以上看護学を修業した事をはっきり解るように書くこと」であった。つまり、「医師に就いて看護学を修業した人は丁度一年以上になる様に又医師と学校両方に就いて修業した人は両方合して一年以上になる様に」書く必要があったのである。ま

た、受験資格証明書についても同様の注意が喚起された。すなわち、この証明書は、「満一ケ年以上看護学を修業した事を証明した書類」であり、「医師に就いて勉強した人は医師に頼めばすぐ書いて呉ますし、学校で勉強した人は学校に頼んで書いて貰うのです」とある。[28]つまり、医師もしくは看護婦養成所の関係者が、「一年以上、看護を学びました」という趣旨のことを証明しさえすれば、看護婦試験受験の要件の一つが満たされるということであった。

これに関連して、ある看護婦試験対策の受験本には、看護婦学校に通いながら看護婦試験に合格した者の手記が掲載されている。[29]

岡山県出身のA子は、父の入院時に看護婦の活躍を見て、自分も病気に悩む人の助けになりたいと思い、高等小学校入学時に、看護婦を希望した。これに対して、母や兄妹は反対したが、A子の決意は固く、知人の世話で上京した。上京後一年あまりは、無意識に過ごしてしまったが、神田の看護婦学校に入学した。彼女は自身を「資力のない者」と位置づけており、そうであるにもかかわらず、試験に合格できた理由は、「試験官および学校の先生の熱心な指導」であったとしている。学科試験は、九時から午後に及んだ。実地試験の中心は器械、繃帯、薬物の取り扱いであり、さらに、別室で、履歴や看護婦規則に関すること、繃帯を巻きながらのヂフテリアの予防法および処置等を質問された。

宮城県出身のB子は、三人姉弟の年長者であり、一三歳の時に父を亡くし、母一人で育てられた。B子は、家庭の生計が苦しかったがゆえ、進学を断念した。高等小学校三年まで級長で負けず嫌いだったB子は上級学校に行けないことを憂いたものの、母や弟のために看護婦になることを決意した。B子は現役の看護婦に話を聞くなかで、新聞で派出看護婦会を見つけ、母に相談して承諾を得た。そして東京にあった派出看護婦会に入学し、働きながら勉強し、神田の看護婦学校に入学した。先輩の受験談を収集し、試験によく出る問題を聞いて練習し、「必ずパスして見せよう云う信念の下に寸陰を惜しんで勉強し」、試験に備えた。結果、応募者一三〇〇余名中、一五四人のなかに自分の名前を見つけたとある。

二人の語りから、彼女にとって看護婦になりたい理由は「家計の苦しさ」であり、地方から職を求めて東京に出てきて、派出看護婦会から推薦された看護婦学校に入学したことがわかる。そして、働きながら勉強し、結果、資格を得たことも確認できる。

年二回実施される看護婦資格を取得するための方法のうち、「学校に一年の看護修得を証明してもらう」形で看護婦の資格取得にのぞんだ者は「見習い」と称する仕事をこなしながら、資格取得をめざした。この方法で看護婦試験を受験した者の場合、病院および家庭といった派出先での「実習」と称する「労働」が、体系的な教育カリキュラムのもとでの看護の学びに優先された。

看護婦試験を受験せずとも資格を取得できた者、すなわち、指定看護婦養成所卒業生についても触れておく。この者たちは、高等小学校卒業者もしくは高等女学校二年以上の課程を修業したる者またはこれと同等以上の学力を有する者で、試験科目は身体検査、国語、読方、綴方、書取、算術、理科の学科試験、試問などであった。このような指定看護婦養成所の志願者は多く、倍率は一〇倍に達した。志願者数は、その時々の経済状況に左右されたと考えられるが、たとえば一九一八年の新聞記事によると、東京府の日本赤十字社病院は募集人員が一四名のところに一三六名の応募があった(30)。しかもこの方法での看護婦志願者の属性については「高等女学校卒業者が半ば近くを占める」(31)とあるなど、この方法については受験者の学歴が高くなりつつあったこともうかがえる。指定看護婦養成所の試験に合格するのは容易ではなかったがゆえに、不合格であった者のうちの一部が看護婦試験受験による資格取得を目指した場合もあった。

以上、看護婦資格取得ルートには、「指定看護婦養成所卒業」と「それ以外」という二つのルートがあった。両者が受講した専門教育の時間には大きな差があり、その内容についても大きく異なっていた。つまり、一定の学歴を要件とし、体系的な教育カリキュラムのもと、二年もしくは三年間の教育を受けたうえで看護婦となる指定養成所卒業者と、高等小学校を学歴要件として働きながら一年程度学んで看護婦試験を受験して資格を取得した看護婦とでは、特に、資格を取得するまでに受けた専門教育という意味では、相当に差があった。

注

(1) 落合浪雄（一九〇三）『女子職業案内』東京　大学館、一四～一五頁。
(2) 看護史研究会（一九八九）『看護学生のための日本看護史』医学書院、七四～七五頁。
(3) 日本看護歴史学会（二〇一四）『日本の看護のあゆみ―歴史をつくるあなたへ』日本看護協会出版会、二一一頁。
(4) 同右、二一三頁。
(5) 同右、二一五頁。
(6) 東京大学医学部附属病院看護部看護史委員会編（一九九一）『看護のあゆみ―明治・大正・昭和を通して』東京大学医学部附属病院看護部、一一頁。
(7) 同右、一二頁。
(8) 同右、一九頁。
(9) 日本看護歴史学会（二〇一四）、前掲書、二一七頁。
(10) 本項の記述は、山下麻衣（二〇〇八）「明治期日本における看護婦の誕生―内務省令「看護婦規則」前史」川越修・鈴木晃仁編『分別される生命　二〇世紀社会の医療戦略』法政大学出版局、一一九～一二四頁を加筆・修正したものである。
(11) 平尾麻智子（二〇〇一）「大正四（一九一五）年制定の『看護婦規則』の制定過程と意義に関する研究」『日本医史学雑誌』四七巻三号、七七四～七七五頁。
(12) 落合（一九〇三）、前掲書、三三～三六頁。

（13）　落合（一九〇三）、前掲書、四二～四三頁。医科大学第一第二医院（本郷区元《（ママ）》富士町）、日本赤十字社病院（豊多摩郡渋谷村）、東京慈恵医院（芝区愛宕町）、北里養生園（芝区白金三光町）、高田東洋内科医院（神田区駿河台鈴木町）、長與胃腸病院（麹町区内幸町一丁目）、田村病院（京橋区築地三丁目）、岩佐告成堂病院（日本橋区蠣売町）、楽山堂宇野病院（浅草区小島町）、永楽病院（麴町区永楽町）、明治病院（浅草区須賀町）、桜井産科婦人科病院（日本橋区矢の倉町）、佐藤順天堂病院（本郷区湯島五丁目）であった。

（14）　落合（一九〇三）、前掲書、四〇～四一頁。この本で挙がっている看護婦会は、京橋看護婦会（京橋区西紺屋町）、杉浦看護婦会（日本橋区久松町）、皇国看護婦会（本郷区春木町三丁目）、東京看護婦会（神田区錦町三丁目）、柘植看護婦会（牛込区横寺町）、十字看護婦会（麻布区簞笥町）、二六看護婦会（下谷区徒士町）、室看護婦会（芝区西久保桜川町）、富士見看護婦会（麴町区富士見町）であった。

（15）　同右、三六頁。

（16）　同右、三八～三九頁。

（17）　同右、三九～四一頁。

（18）　同右、四三～四四頁。

（19）　同右、四五～四六頁。

（20）　日本看護歴史学会（二〇一四）、前掲書、七八頁。

（21）「規則の励行で看護婦会泣寝入」『読売新聞』朝刊、一九一六年三月四日。

（22）　井口乗海（一九二二）『警視庁施行看護婦試験問題答案集：附・受験案内』東京看護婦学校、二七一頁。

（23）　同右、二七五頁。

（24）「看護婦会取締規則が七日発布即日施行」『読売新聞』朝刊、一九二〇年五月六日。

（25）　前田一（一九二九）『職業婦人物語』東洋経済出版部、二三八頁。

（26）　職業指導研究会編（一九三三）『看護婦になるには』三友社、一八頁。

（27）　同右、一九～二〇頁。

（28）　同右、二四頁。

(29) 大明堂編輯部編(一九二八)『産婆・看護婦・薬剤師(女)独学受験法:附・諸規則最近各試験問題集』大明堂書店、二二三~二三一頁参照。
(30)「看護婦養成規則改正　赤十字社の看護婦養成は病院へ　来四月から新に実施」『読売新聞』東京版朝刊、一九一八年三月二九日。
(31) 職業指導研究会編(一九三三)、前掲書、七七頁。

第2章　戦地に派遣された看護婦

日本赤十字社は博愛社を前身とし、一八八七年のジュネーブ条約への加入に伴い改称・開設された組織であった。第二次世界大戦前における日本赤十字社の主たる活動は戦争によって傷を負った、もしくは、病気になった者に対する救護であった。このような救護活動を主体的に担っていたのが「従軍看護婦」とも称せられた日本赤十字社の看護婦であった。

本章では、まず、日本赤十字社が看護婦をどのような規則で派遣したのかを確認する。次に、日本赤十字社の看護婦は、戦地で、いかなる職務を担い、かつ、どのような労苦を背負ったのかを示そう。そして最後に「お国を守る」存在から一転「戦争加担者」としての眼差しを社会から向けられることになった第二次世界大戦後の日本赤十字社の看護婦が、どのような思いで、戦後を生きてきたのかを、慰労金をめぐる動きから明らかにする。

一　日清および日露戦争を契機とした戦時救護の制度整備

以下では戦時救護をめぐる制度のうち、看護婦の働き方に関連する制度が何を契機にどのように変化をしたのかを見ていく。

(1) 日本赤十字社と陸軍

日清戦争および日露戦争を経験した日本赤十字社は、戦地でのより充実した救護活動の展開を念頭におき、陸軍との関係を議論した。

まず一九〇一年に交付された「勅令第二二三号　日本赤十字社条例」によると、日本赤十字社の果たす役割は、「陸軍大臣海軍大臣の指定する範囲内に於いて陸海軍の戦時衛生勤務を幇助することを得」であった。一九一〇年に、同条例における第一条は「日本赤十字社は救護員を養成し救護材料を準備し陸軍大臣海軍大臣の定むる所に依り陸海軍の戦時衛生勤務を幇助す」に改正された(1)。

では、右記、一九〇一年と一九一〇年の定義は何がどう異なるのか。当時、日本赤十字社副社長であった小澤武雄の説明によると、一九〇一年における「幇助することを得」とは、「陸海軍大臣の指定する範囲内に於いて戦時衛生業務を幇助することができる、もしくは、してもよし」という程度の意味であった。しかしながら、一九一〇年に「幇助す」と変更されたことにより、日本赤十字社は「陸海軍の戦時衛生勤務を幇助する義務を負う」ことになった(2)。つまり、日本赤十字社は、一九一〇年以降に、制度上においても、陸海軍の衛生部隊の補助機関的な役割を担う権利と義務を負ったこと(3)、そして、特に陸軍の兵士に対する救護をおこなっていくという使命を帯びたということになる。

(2) 救護機関の編成と任務

戦時救護をおこなう組織は「戦時救護機関」であった。この「戦時救護機関」には、戦時救護の統一および監督をおこなう「救護部」、戦時救護の勤務に従事する「救護団体」があった。

救護機関を組織する人員たる「救護員」は、理事員、医員、救護調剤員、救護看護婦監督、救護書記、救護調剤員補、救護看護婦長、救護看護人長、救護看護婦、救護看護人で構成された。「救護団体」は、救護班、病院船、病院列車で構成された。このうち、救護班とは、看護婦組織と看護人組織に分かたれた。各班が受け持つ平均的な患者数は一〇〇人の救護であり、看護婦は二〇人であった。病院船は、患者二〇〇人を単位とする「傷病者及び難船者の収容救療」、患者四〇〇人の「傷病者及び難船者の輸送」を任務とし、組織員には救護看護婦長、救護看護婦が含まれた。(4)女性である看護婦が病院船に乗船を開始した背景について、以下のように説明された。

明治三十二年十月始めて戦時陸軍傷病者救護規則に於て其の編成を定めたるときは看護員は全然男看護員を以て主とせりき。然るに明治三十三年六月北清事変救護の為め派遣の必要を生じ病院船（当時は患者輸送船と称す）を編成するに方《あた》り女看護員をも船内勤務に従事せしむべきの議起り臨時に其の編制を変更して従来看護人長二名、看護人四十名の編制を男女両看護員の混成に改め看護婦長一名、看護婦組長一名、看護婦九名、看護人長一名、看護人三十名を乗組ましむることとなり。然るに其の成績意外に良好なりしかば同三十六年十一月戦時救護規則改正の際男女併用制を採るに至りしが更に三十七、八年戦役救護の実験に據り四十一年十一月戦時救護規則を改正するに際しては男女併用を廃して全然女看護員の単一制に改められり。(5)

日本赤十字社の看護婦は北清事変以降に病院船に乗船した。そして、日露戦争に端を発した戦時救護規則の改正によって、病院船での看護業務はもっぱら女性たる看護婦の役目となった。

なお、上記史料にあるような「女看護員」という職名は日清戦争で初めて出現した。当初は看護婦取締、看護婦副取締、看護婦という呼称であったが、一八九八年（明治三一）の戦時救護規則によって、看護婦監督、看護婦長、看護婦となった。(6)

(3)　戦時救護の概況

ここでは、日本赤十字社の看護婦が、日清および日露戦争で、どのような戦時救護をおこなっていたのかを整理する。

①日清戦争

日本赤十字社の救護員は一八九四年（明治二七）八月から一八九五年一二月まで、「戦地」、「海上」、「内地」で救護した。日清戦争での看護婦の役割は予備病院の勤務および俘虜患者の救護であった。女性の救護員は、看護婦監督、看護婦副監督、看護婦総取締、看護婦取締、看護婦副取締、看護婦長、看護婦副長、看護婦であり、合計六四九名であった。救護傷病者数は一〇万一四二三名（内、俘虜一四八四人）であり、四六万一八七〇円を費やした。(7)

②日露戦争

派遣した救護団体は一五二個であった。そのうち救護班は看護婦組織一〇一個、看護人組織三二個、看護婦、看護人混成組織一五個であった。病院船は、博愛丸と弘済丸で、主に、大連と宇品の間の患者の輸送を受け持った。看護婦組織二三個および看護婦看護人混成組織一五個は陸軍病院船勤務、看護婦組織七四個は内地予備病院勤務、看護婦組織四個は海軍病院勤務であった。女救護員は看護婦監督、看護婦長、看護婦であり、合計二八七四名であった。患者数は、戦地救護が四一万九四四二名、病院船が一八万三五五二人、内地予備病院が二二万二九九人、海軍病院が三九三二人等であり、総数として一一二万六〇四人であったという数値がある。(8)

このように、日露戦争時の傷病者数は、日清戦争における数値に比して激増し、それにともない、日本赤十字社の看護婦の派遣者数もまた増加したことがわかる。そして、日露戦争の戦時救護に要した費用もまた日清戦争に比して上昇した。

日露戦争における傷病者救護費用は、戦線の拡大なりしをもって頗る巨額を要し、殆ど日清戦役の一二倍を支出するに至れり。我赤十字社が日清戦争後正《まさ》に一〇年にして、此の非常なる巨額の支出に堪え得るだけの資力を蓄積し得たりしは、実に異数なる発達を遂げたるものと云わざるべからず。(9)

日本赤十字社は、日露戦争を経験することによって、多くの傷病者を救護するためにはお金の「蓄え」が必要であること、そして、来たるべき戦争に備えて、看護婦を中心とした人員を準備する必要があることを、より現実味を帯びて、認識したのであった。それゆえ、以降、日本赤十字社はより充実した看護婦の養成を志向するようになっていく。

(4)　養成制度

日本赤十字社は、一八八九年に、看護婦養成規則を発表した。(10) これによると、志願者は、卒業後二年間、病院で看護業務に従事し、二〇年間は国家有事をふまえた本社召集に応じる義務を負った。生徒の条件は、二〇歳以上三〇歳以下であること、身体強壮、かつ性質温厚で履歴や品行に問題がないこと、文字が読め、仮名交じり文を書くことができ、算術の心得があること、東京府在住の保証人が二名いること、試験に合格することであった。修業年限は一年半であり毎月五円が支給された。当時の志願者は二五名であったが、一〇名を採用し、一八九〇年から養成が始まった。

支部における看護婦養成は一八九六年に始まった。これに先立って、京都支部から二名、広島および愛媛支部から各一名の生徒が選出され、彼女らは支部での教育活動に貢献するために本社で教育を受けた。

一八九三年、看護婦養成規則の一部が改正された。主な改正点は日本赤十字社の看護婦養成の目的に「天災の結果生み出された傷病者の看護」を加えたこと、生徒の身長を四尺六寸以上に定めたこと、生徒候補者は二ヵ月以上病院に勤務し性質品行を調べた後に本試験を経て優良者を採用することとしたこと、修業年限の前半の一年半は学業と実地勤務の練習、後半の二年は実務としたこと、卒業後病院勤務をする場合、七円五〇銭を給料の上限としたことであった。この時点ではまだ各支部によって修学年限にばらつきが生じていたため、一九〇五年に支部共通で「二年」となった(11)。しかしながら、本社は「三年」、支部は「二年」という修業年限の違いが問題となり、結果的に、本社、支部ともに、修学年限は「三年」となった。

そして一九〇九年に新たに「日本赤十字社救護員養成規則」が設定された。同規則はそれまで看護婦、看護人、輸送人と別々に設定されていた規定を統一したものであった。この規則でより注目すべきは第三条であった。

三　従来の規則に於て生徒の養成を地方病院に依託し得ることに規定しあるが為め従来此の規定の運用に就き弊害あるを認む。依て今回は生徒の養成機関を本社病院又は支部病院若《もしく》は養成所に限定することとせり(12)

この条文に記された「運用面における弊害」とは何であったのか。この頃の支部における看護婦養成所は「名ばかり」であったという。すなわち日本赤十字社の看護婦養成は、支部が位置する道府県の官公私立病院に委託している場合が多かった。当時副社長であった小澤武雄は、委託した病院先の長、あるいは、病院職員が教員となった場合、日本赤十字社本社の主義精神が伝わらないと不満を述べた(13)。そして、小澤は、看護婦を本社救護員の「花形役者」と表現しており(14)、学術優秀のみならず本社の救護員たるに恥じない品性と精神を具備する必要があるとも強調した(15)。

このように、日本赤十字社の看護婦養成は、日露戦争の経験をへて、独自で全面的に養成を始めたことを確認した。本項では、日露戦争時に、日本赤十字社の看護婦が戦地でどのような活動をおこなったのかを、看護婦が働いていた場所に場合分けして、記述していこう。

二　日露戦争における戦時救護

(1)　病院船

陸軍病院船については、各班の管轄支部、救護期間、乗組員の概要、対象患者人数がわかる[16]。具体例として、京都支部所管の第九救護班と第一〇三救護班について見ていこう。

まず、第九救護班は一九〇四年六月二八日に編成が完結した看護婦組織であった。この班は同年六月三〇日に広島に到着し、七月一二日にロヒラ丸に乗り、一九〇五年二月二二日に小雛丸に転乗、七月九日に下船、広島予備病院に転派を命ぜられた。二五回の大連への航海の間に、「傷痍」の者三三四六名、「伝染病」の者一〇六名、「平病」の者五四〇六名を看護した。

一方、第一〇三救護班は一九〇四年六月二八日に編成が完結した看護人組織であり、ロヒラ丸に乗船前は、先の第九救護班と同じ旅程であった。第一〇三救護班は同年一〇月三日に看護人組織から看護人および看護婦の混成組織に変更された。一九〇五年四月一日に幸運丸に転乗し、一九〇六年一月一九日に下船した。同班は大連と龍巌浦に向け三七回航海をし、宇品から横浜に一回患者を航送した。この間に「傷痍」の者三四四五名、「伝染病」の者一四六名、

「平病」の者八三六〇名を看護した。一九〇六年一月二二日に勤務が解除され、同月二六日に広島を出発し、同じ日に帰還および解散した[17]。同班には、疾病のため解任された医員、看護婦長、看護人が各一名いた。

(2) 広島予備病院

日露戦争時の内地勤務は、広島、小倉、東京、仙台、名古屋、大阪、熊本、函館、弘前、金沢、姫路、善通寺の予備病院、佐世保および呉の海軍病院、三重支部山田病院であった。ここでは予備病院のうち最も規模が大きかった広島の事例を見てみる[18]。

広島は陸軍船舶の発着点である宇品港に接していた。そのため、第六および一二師団を除く各師団諸部隊の戦地還送患者はいったん広島予備病院に収容された。患者の収容転送が「頻繁を極め」ているがゆえ、七個の分院があった。最も患者が多い時には病床数が一万床以上になった。それゆえ、「本社の幇助を該病院に致せしこと他の予備病院の比にあらず」、一八もの救護班が配置された。一般的に陸軍当局は一つの班に配置されている医員、看護婦長、看護婦を二つに分け、各担当を定めて、軍医の監督の下に勤務させた。

次に、広島予備病院は、病室整頓法、手術消毒規定、救護員勤務内規などを定めた。「病室整頓法」では、寝床の幅、床頭棚に配置する物品、寝具の装置方法、空床の処置、ゴミの処分方法、窓の開閉などが規定された[19]。患者の配置場所は原則として軍隊の階級によって決められた。例えば、「下士は古参順に依り入口の右方より配置」、「兵卒も等級に依り入口を先頭とし左右両側を為し」、「軍属の下士相当者は下士の下位に」、「兵卒相当者は兵卒の下位に」、「人夫は最下位に置く」といったような規定であった。「手術消毒規定」では、たとえば、手術局では、患者の病状に差し支えがない限り全身浴をさせ、患者の体を石鹸と殺菌した刷毛を用いて五分間以上摩擦清洗をし、続いて、酒精を含んだガーゼを使って摩拭し、終わりに一％のリゾール水を含有するガーゼで摩拭もしくは〇・五％の昇汞《しょうこう》水で洗浄するといったようなことが細かく規定された。

日本赤十字社救護員勤務内規のうち、最も文字数が多かった項目は「看護婦の風紀取り締まり」であった。看護婦の風紀取り締まりは、医員、書記、看護婦長の役割であった。一九〇五年五月一九日には第一回講話会が開催されている。以降、毎週二回、同会は開催された。そして以下のような講話会規則があった。(20)

一　広島在勤救護班看護婦長看護婦の為に講話会を開催する
二　本会は専ら修身講話を主とし時としては優美なる音楽を加ふることあるべし
三　本会の講師および楽手は名望ある篤志家に嘱託するものとす
四　本会の場所は広島県立高等女学校講堂（のち広島支部楼上）を借り受け充用するものとす
五　本会は毎週金曜土曜の両日午後七時より開催し各救護班とも半数づつ両日に分けて聴講すべきものとす
六　看護婦の本会往来するには看護婦長引率すと雖も尚当該班書記以上必ず之に同行するものとす
七　救護班に関係を有する職員は男子と雖も賛成員として参聴することを得
八　本会の庶務は当分臨時救護部広島出張所員に嘱託す

表3は、日本赤十字社看護婦の広島予備病院における活動内容をまとめたものである。

第一に、広島県の近隣支部で編成された救護班が、傷病者の看護のために配置されていること、第二に、本院では「傷痍」の患者数が多いこと、第三に、白鳥および皆実分院では「平病」の患者数が多いこと、第四に、江波分院では「伝染病」の患者数が多いことがわかる。つまり、戦時救護の内容は、救護班が配置された場所によって、大きく異なっていた。

表3　広島予備病院における日本赤十字社救護班の勤務状況（1904〜1906）

勤務開始日	勤務終了日	救護班	支部	患者（人）			救護場所
				傷痍	伝染病	平病	
1904年3月15日	1905年10月31日	第68	岡山	3,894	19	2,150	本院
1904年3月15日	1905年10月31日	第72	山口	2,460	2	187	本院
1904年5月11日	1905年10月31日	第71	広島	776	110	4,952	千田町分院
1904年5月14日	1905年10月31日	第66	島根	2,880	34	947	本院
1904年5月22日	1905年10月31日	第2	本部	1,812	22	1,518	本院
1904年7月26日	1906年2月28日	第11	大阪	1,696	38	850	本院
1904年7月26日	1907年1月25日	第74	和歌山	314	1	4,995	白鳥分院
1904年9月30日	1906年2月28日	第73	山口	3,573	0	2,101	竹屋分院
1904年10月10日	1906年2月28日	第69	岡山	443	136	6,789	皆実分院
1904年10月13日	1904年10月23日	第17臨時	本部	0	0	0	皆実分院 1)
1904年10月14日	1904年10月20日	第16臨時	本部	0	0	0	江波分院 1)
1904年10月14日	1904年10月19日	第18臨時	本部	5	0	188	皆実分院 1)
1904年12月3日	1906年10月31日	第92	宮崎	1,599	0	113	竹屋分院
1904年12月4日	1906年2月28日	第29臨時	本部	44	865	1,335	江波分院
1905年1月26日	1906年2月28日	第89	佐賀	23	1,082	427	江波分院
1905年7月6日	1905年12月20日	第16	長崎	0	814	182	江波分院 2)
1905年7月16日	1906年2月28日	第27	茨城	50	0	3,491	皆実分院 3)
1905年7月18日	1905年10月31日	第9	京都	13	0	825	白鳥分院 3)

注：1）第三軍兵站監部にて転派，2）病院船沈没のため転派，3）小雛丸で勤務.
出所：日本赤十字社（1908）『明治三十七八年戦役日本赤十字社救護報告』日本赤十字社，621〜658頁.

以上、全体傾向を踏まえたうえで、救護班が配置された各所の救護内容をより浮き彫りにするために、第六八救護班（本院）、第七四救護班（白鳥）、第六九救護班（皆実）、第八九救護班（江波）の戦時救護の中身を示していく。

第一に、第六八救護班が配置された本院は、手術室、繃帯交換所、エックス線および写真室などの設備を完備した病院であった。当初、同班は内科重症室および将校病室を担当した。一九〇四年五月一七日以降は、手術室および外科患者の診療看護に従事した。「呼吸器病」の患者が最多であり、結核に関連した疾病を除くと経過は良好であった。主な患者の症状は下肢、上肢、胸、腹、血管、脳脊髄の鉄砲創など「極めて多種」であった。一九〇五年二月下旬から三月の期間は、鉄砲創を受け運動の自由を失い、結果として凍傷になった患者が多数を占めたとある。なお、第六八救護班は岡山支部によって編成されたが、他支部の看護婦も加わった。たとえば、大分支部に所属していた看護婦は一九〇四年九月二九日に第六八救護班に編入した。

第二に、第七四救護班が配置された白鳥分院は、第五師団出身の将校と下士卒の内科患者を収容した。病舎が南北に並列して建っており、夏季は涼しいが、冬季は特に北向きの部屋が酷寒で、呼吸器病者の症状改善には悪影響であった。同班は甲乙の二班に分かれ内科の重症患者の一室を担当し、その後外科重症室も担当するようになった。もともと白鳥分院は内科患者の収容施設であったが、一九〇四年八月以降、外傷患者も収容するようになった。それゆえ、同救護班の仕事には、外傷患者の治療、看護、手術、繃帯交換が加わった(21)。

同班が担当した病舎は、一九〇四年一〇月二三日、将校病室に変更になり、一九〇五年一月以降の取り扱い患者は内科重症者、将校患者、精神病者となった。このなかで最も多かった疾病は脚気および呼吸器病であった。ちなみに同救護班は一九〇四年一一月から一九〇五年九月まで一三〇人の精神病患者を担当した。最も多い症状が鬱憂狂と妄想狂であった。同救護班はこれら患者の自殺防止に努めなければならなかった。精神病の患者は、たとえば、監視の看病人に便器を持ってきてほしいと頼んだ隙を狙って、敷布を頭部に巻きつけ自殺未遂を起こしたりする者、絶食を試みる者がいた(22)。

第三に、第六九救護班が配置された皆実分院は、広島にある日本赤十字社の病院のなかで、規模が最大であった。第六九救護班が看護した患者数の多さは、このような施設の規模に起因するものであった。戦地より帰還した患者は、伝染病患者を除く全員が、いったん、この分院に収容された。それゆえ、患者数が多く、他施設への輸送が頻繁であるなど、業務内容が多岐にわたった。病院船および輸送船から運ばれてきた患者は、まず症状に従い「重症室」か「軽症室」に分けられた。そのうえで、患者は薬物滋養品を投与され、繃帯交換や手術をおこなった後、本院または分院に転送された。転送時期は患者の症状の軽重で異なった。このような同病院の位置づけゆえに、同院は患者の出入りが激しく、在院日数が二、三日の者もあった。

救護班の看護婦長および看護婦は、主に、内科病室に配属された。他医療施設に転送できない最重症患者が、看護婦配属の病室に収容されるがゆえに、これら病室の収容者は他病室に比して死亡者が多く、宿直の看護婦長や看護婦は終日勤務を要した。一九〇五年一二月になると皆実分院の収容患者数が著しく減少したため同月二三日に閉鎖され、同救護班は江波分院に配置換えとなり、赤痢重症室と腸チフス重症室を受け持った。(23)

皆実分院での取り扱い患者の多くは、塵垢まみれで、毛髪や髭が伸び、被服が汚染されていた。それゆえ、看護婦はこれら患者の被服を交換し、散髪をし、髭を剃り、沐浴を手助けした。沐浴ができない者に対しては、病床で身体を清拭し、入院患者心得書を示して衛生および食餌の注意をした。看護婦は患者の私物を綿密に検査し、飲食物や病症に有害だと判断した場合は押収した。そして、担当病室の患者の大多数は脚気の患者であった。(24)

第四に、第八九救護班が配置された江波分院は伝染病院であり、バラック造りであった。一九〇五年一一月二六日に救護班は半分に分けられたうえで重症室に配置され、続けて各種伝染病者の看護にあたった。江波分院の特徴は、重症患者に対する滋養品の供給数が他施設に比して莫大であること、消毒を要する薬瓶および器具が多いことにあった。看護婦のもう一つの重要な仕事は食餌摂生であった。看護婦は、初期の赤痢および腸チフスの患者に対して、五日目に半流動食、七日目に軟菜、続いて、全粥といったように、決められた日に、所定の食事を提供した。ところが患者はこの規則を守らず不平を訴え、時には看護婦を騙して食べ物をとろうとするため、看護婦は「百方慰撫して」規則を守るように促したとある。(25)

このように救護班は戦争勃発ごとに日本赤十字社の命に基づいて構成され、求められた勤務地に赴き、提供すべき看護サービスを判断し、仕事を遂行した。看護婦の仕事内容は、配置された施設の特性、および、それに影響される患者の疾病の種類により、相当に異なっていた。日本赤十字社の看護婦は、戦地のどこへ派遣されようとも、国を支えるために戦って傷つき、病気になった兵士を十分に看護し、できうる限り、戦地に立てる身体の状態に「戻す」という職務の貫徹を求められた。日本赤十字社の看護婦はこのような国民の期待に応えるべく、専門教育および実践上、他の看護婦に比して、より高いレヴェルに到達することを求められた存在だったといえる。

三　第一次世界大戦における戦時救護

(1)　戦時救護の概況

日本赤十字社は、第一次世界大戦に際し、第一に戦時救護、第二に各国赤十字社に対する金銭や物品の積極的寄付、第三に慰問使一行の連合国側赤十字社への派遣、以上をおこなった[26]。

このうち、日本赤十字社は二つの方向性で戦時救護をした。第一は、青島に向け、医師や看護婦を派遣して救護活動を展開したことである。そしてこの地に病院船を派遣して傷病兵の輸送と内地病院における救護をおこなった。この活動には主に西日本の府県支部が編成した救護班があたった。第二は、第一次世界大戦の主たる戦場となったヨーロッパ諸国に看護婦を派遣したことであった[27]。

(2)　海外派遣

表4　第一次世界大戦における日本赤十字社の派遣救護班の概要

派遣国	支部	婦長	看護婦	滞在期間	取扱患者
ロシア	東京，埼玉，静岡，福岡，福井，神奈川，茨城，愛知，岩手，鳥取，佐賀，鹿児島，新潟	1名	12名	17ヵ月	496名
フランス	本部3，京都2，大阪，神奈川3，兵庫，群馬，千葉，栃木，奈良，滋賀，長野，宮城，青森，富山，岡山，山口，熊本，和歌山	1名	21名	18ヵ月	910名
イギリス	本部2，東京，長崎，北海道，三重，愛知，山梨，岐阜，石川，福島，山形，秋田，岡山，広島，香川，愛媛，高知，大分，宮崎，島根，神奈川	2名	20名	12ヵ月	2,856名

出所：日本赤十字社看護婦同方会大分県支部編（1986）『大分の救護看護史』日本赤十字社看護婦同方会大分県支部，79頁.

一九一四年九月八日、当時陸軍大臣であった岡市之助が先の小澤武雄を招致した。そして、岡は、日本赤十字社の救護員をロシア、フランス、イギリスに派遣予定である旨、小澤に伝達した。[28] 小澤は、社長、副社長、理事で構成される理事会で、この議題を討議し、同年九月一一日、医員一名、看護婦二〇名、事務員のうち外国語を解する者一名、通訳一名で構成される救護班編成を決定した。[29]

日本赤十字社は、ロシア、フランス、イギリスに各一班ずつの救護班派遣を決めた。救護員選抜の基準は「多少外国語の素養あること技術優秀なること身体強健なること精神堅実なること」であった。[30] たとえば一九一四年一一月二九日の新聞記事によると、遣英赤十字救護班の婦長に選ばれた山本やを子は、北清事変の際に外国兵を看護した経験を持ち、かつ、万国赤十字大会にも出席した。[31]

救護員のうち、看護婦の人選は各支部にゆだねられ、結果的に、看護婦長はロシア、フランス、イギリスへそれぞれ一名、一名、二名、看護婦は一二名、二一名、二〇名派遣された。[32] 日本から三国に派遣された救護班の救護内容は、各国の外務省、陸軍省、赤十字社との協議を経て決定した。[33] 表4は救護班がどれくらいの期間と規模の救護をおこなったのかを示したものである。

一九一五年一一月二六日に、二〇代の看護婦六名、事務員一名がロシアに出発するにあたって、『読売新聞』には、以下のような記事が掲載された。

彼地は既に雪降り氷が張ている程の寒さとて、充分防寒の用意はして行きますが、全ての支給は、彼の地へ着いてから受けることになっています。其故目下はほんの道中を凌ぐだけで紺羅紗の正服に上へ同じ羅紗のマントそれから襟巻きとマンと《ママ》と云う服装、また事務員のオバーコートの裏へ真綿を沢山入れて、その上から繻子の裏を付け、ミシンを縦横にかけて縫い付け、襟の所には毛皮を着けました。それで寒い時には寒さに応じて下着や襯衣（シャツ）を着ようと思っています。(34)

さらに選抜された看護婦は、ロシア行きに際して、以下のような抱負を述べた。

嬉しくて嬉しくて名誉ある職務に就くのだと思うと日本を去るのが少しも悲しくなく、却って早く行き度いと思う位です。然し彼地へ着いてからは私等の職務は大きく云えば国際的関係を持つ事ですから、其責任を思うと充分注意に注意をして無事に職務を全うしたいと今から心を締めて居りますと深い決心の中にも隠しきれぬ悦びに顔をニコニコさせて語りました。(35)

日本赤十字社の看護婦は、戦争というきっかけではあるものの、「国際交流推進者」としての立場を自覚していたことがうかがえる。

(3)　看護婦の待遇

第一次世界大戦中に発行された看護婦養成所の入学試験問題集によると、(36)戦争が起きた場合、日本赤十字社の看護婦志願者は、男子と同じように直接義勇公に奉ずることができるがゆえ、増加したとある。

日本赤十字社は看護婦志願者のうち、「修業年間家事に係累ある者」および「有夫の者」を除いた。そして、日本赤十字社の看護婦は戦時、事変または災害救護そのほかの召集中は一定の俸給または手当てを得ることができた。(37) そこで、以下では、生徒と卒業生別に、日本赤十字社の看護婦の待遇を見てみよう。

まず、生徒は寄宿舎で過ごし、在学中、「学費」として、「手当て」および「食料」が給与された。また「貸与品」として、帽子一個、衣袴二組、外套一着、看護衣三着、「給与品」として、看護帽一ヵ月二個、靴二足が与えられた。生徒が傷痍を受けた場合、もしくは、疾病にかかった場合は、社費で治療された。傷痍、疾病のため入院中の生徒には手当てのみの支給があった。(38)

日本赤十字社の看護婦養成所を卒業後、本社救護看護婦として採用され、戦時召集されて勤務に服する場合、甲額は二二円、乙額は二〇円、丙額は一八円、以上が支給された。召集中、一定期間を経て勤務が優秀である者は「特別俸」として、甲額一〇円、乙額八円、丙額六円、丁額四円、戊額二円が支給された。また戦地、病院船および国外に派遣される者は月額本俸の四分の一、看護婦のうち組長を命ぜられた者は月額二円、それぞれボーナスを得た。(39)

なお、日本赤十字社の病院で働く看護婦の職階別の賃金は第4章で触れるため、ここでは省略する。

四 第二次世界大戦における戦時救護

第二次世界大戦中、日本赤十字社からは膨大な数の看護婦が戦地に赴いた。特に一九四三年以降の派遣数の伸びはすさまじいものがあった。日本赤十字社の看護婦は、衛生状態が悪くなる一方であった戦地で戦う兵士の傷を手当するため、患者たる兵士を看護するため、決定的な物資不足のなか、自身の任務を果たすべく、文字通り、死に物狂いで働いた。そのすさまじい記録は数多く残されている。(40) ここでは、第二次世界大戦前に看護婦はどのように働いていたのかを示す二つの支部を例として、日本赤十字社の看護婦の戦時救護にむけての養成の推移とその活動を記述する。

(1) 「質」から「量」へ――養成制度の変遷

①養成制度

日本赤十字社の看護婦養成制度は、一九三三年と一九四〇年に大きく改正された。(41)

一九三三年改正の大きなポイントは、看護婦生徒の応募資格を高等女学校卒業者、またはそれと同等以上の学力を有するものとしたことである。第一に、年齢については、改正規則第七条に「生徒志願者は年齢一七年以上二五年未満にして、身長一・四五メートル以上体重四一・〇キログラム以上の者なることを要す」とあり、年齢は一歳引き上げられ、体位に「体重」が加わった。第二に、学力は、「生徒は高等女学校卒業の者、又は之と同等以上の学力を認むる者」（第一〇条）と定められ、以前の「高等小学校程度」から引き上げられた。学科試験の内容も「読書、作文、書取、算術」から「国語、数学、理科」となった。(42) このように日本赤十字社は、当時の女性としては高い学力レヴェルを受験生に要求できうる程度に、看護婦の応募者を集められるようになっていた。ただし、このようなより高度な専門職としての看護婦を養成する方向性は、戦争の進行とともに変更を余儀なくされた。

一九四〇年改正のポイントは、看護婦の増員であった。すなわち、高等小学校卒業者を生徒として採用し、二年間で、看護婦を確保しようとしたことである。日本赤十字社の看護婦の増員対策については、一九四〇年から、看護婦免許既得者に三ヵ月の看護教育をおこなうことで、看護婦を養成する「臨時救護看護婦」制度が発足していたが、これでは必要人員の確保が間に合わなかった。そこで、日本赤十字社は、同年一二月二六日に規則を改正し、「高等女学校卒業者」を残したうえで、新たに、「高等小学校卒業の者」、「高等女学校二年以上の課程を修業せる者」を対象とする新課程の設置を決定した。従来の課程を経て看護婦となった者は「甲種」と呼ばれ、新課程で看護婦となった者は「乙種」と呼ばれた。一九四一年以降、日本赤十字社の看護婦は、「甲種」、「乙種」、「臨時養成」の三本立てになった。ただ、甲種看護婦もまた一九四三年四月から養成期間が二年間に短縮された。ちなみに、日本赤十字社秋田支部の一九四一年から一九四五年七月までの養成人数を計算すると、甲種看護婦、乙種看護婦、臨時看護婦の人数は二二四名、一〇九名、三〇七名であった(43)。

このように一九三三年に日本赤十字社が舵を切った「質」向上にむけた改正は、戦争の勃発により、「数」重視の制度に転換せざるをえなくなってしまった。

②教育内容

では一九四一年一月から開始した甲種看護婦および乙種看護婦が実際に学んだ内容にはどのような違いがあったのか(44)。第一に養成期間の短さは、年間の教育時間数に影響した。甲種は二〇四〇時間であるのに対し、乙種では一二四〇時間と短かった。このような時間短縮は、公民科、看護歴史、教育、心理学、体操、音楽などの一般教養の履修時間をゼロとすることで生み出された。甲種、乙種ともに教育で時間を割かれたのは、「訓話」、「患者運搬法」の一〇〇時間、その他は、「修身」、「赤十字事業の要領」、「陸海軍の制規及び衛生勤務」、「繃帯法」などであった。第二に甲種には「公民科」という新たな科目が設置された。一九四七年発表の「日本赤十字社救護員教育要領」によると、「公民科」とは、

公民科は我が国体との関係を明確にし公共奉仕協同生活の訓練に重きを置き以て個人の徳性を養い本社救護員

精神の完成に資する如く指導するを要す

と記された。なお「公民科」については、「修身・訓話などとともに人格形成に深いかかわり合いをもち、戦争体制が強化されつつあった時期の精神教育の一環として位置づけられていたように思われる」という説明がなされている。

(2)　救護班の活動状況

一九三七年七月から一九四五年八月までの派遣救護班の総数は九六〇班、救護班人員のうち婦長は一八八八名、看護婦は二万九五六二名であった。各支部が戦地に看護婦を派遣しており、最も多かった支部は大阪支部の一一一四名、福岡支部の九九五名、佐賀支部の九二八名であった(45)。同期間中に、年間で最も多く救護班を派遣したのは一九四四年であり、内地病院勤務に一六三班、外地病院勤務として満州に一一班、華北に八班、華中に一〇班、台湾に七班、朝鮮に一班であった(46)。

この期間の派遣実態は過酷を極めていたがゆえ、一九三七年八月から一九四五年一二月にいたるまでに、四四七六名の結核性疾患を多く含む罹病者数を出した。一九四五年末までに、救護班員として出動した者八〇七名、普通病院勤務の者二八名が殉職した(47)。

次に、一九三七年から一九四五年にいたる戦時期に、日本赤十字社がどの程度、費用を費やしていたのかについて、確認しておく。まず「収入の部」を見てみると、日本赤十字社は基金部からの繰入金を中心として金銭的な工面をおこなっていたことが確認できる。続いて「費用の部」を見てみると、当該期の支出総額は五三〇〇万円にのぼり、その少なからずが「救護班費」として支出された(48)。

さらに経費に関連して、給与体系についても記しておこう。一九三八年に、日本赤十字社条例が日本赤十字社令として改正された。その際に同令の第一〇条にて、看護婦長および看護人長の待遇は「下士官」、看護婦および看護人の待遇は「兵」と規定された。[49] 給与については、病院職員臨時特別給与規程が制定された。同規程によると、「看護婦長」は月額七五円、七〇円以上七五円未満、六五円以上七〇円未満、六〇円以上六五円未満、六〇円未満の俸額ごとに、「看護婦」は月額六〇円以上、五五円以上六〇円未満、五〇円以上五五円未満、四五円以上五〇円未満、四〇円以上四五円未満、三五円以上四〇円未満、三五円未満の俸給額ごとに、それぞれ「臨時特別手当率」が設定され、俸額が低いほど率が高くなっていた。さらに、看護婦長および看護婦の俸給および臨時特別手当は、日本赤十字社の非常部会計から支出すること、臨時特別手当率は軍部収容患者数の増減によると定められていた。[50]

(3) 日本赤十字社福井県支部の事例

日本赤十字社各支部はどのように看護婦を派遣したのか。そしてその内実はいかなるものであったのか。まず、救護員が召集を受け勤務地に出発するまでのプロセスを以下で確認する。[51]

1、日本赤十字社から配置救護班および配置月日を記した電報がくる。

2、指令を受けると、支部は必要事項を早急に準備する。

(1) 救護員名簿により、編成名簿を作製する。

(2) 編成名簿により、各救護員に召集状を発送する。急を要する場合は持参する。戦時救護員の召集状は「赤紙」で、平時点呼召集状は「白紙」である。受領救護員は、所要事項記入、捺印の上、受領書を送付する。

(急を要する場合は持参する、電報で受けたる時は、応否を返電する)

3、戦時召集の際、支部は速やかに、各救護員の戦時名簿を作成し、必要場所に送付する(本社、救護班持参、支部控)。
4、救護班が全員集合の時、医師の健康チェックを受ける。
5、救護員に定められた貸与品並びに給与品渡し、その品目は別記。
6、関係書類並びに服装、貸与品等全部完了後、支部長が行う編成式に参列訓辞を受ける。
7、陸海軍の指示により、所属する部隊の指揮下に入る時は、当該部隊長が宣誓式を行う。
(1)陸軍に従属する救護員は陸軍軍属読法の式を受けて軍属となる。
(2)海軍に従属する救護員は海軍軍属と同じ宣誓を行う。

次に、日本赤十字社の各支部では、どのような救護班が編成され、どれくらいの期間、戦地に送られたのだろうか。表5は福井県支部救護班の派遣一覧表である。これによると、福井県支部救護班に所属する看護婦は、近隣にある鯖江陸軍病院や敦賀陸軍病院に配属され、一九四〇年代に入ると、中国の陸軍病院に多数派遣されたことが確認できる。

このような形で戦地に赴いた看護婦は、どのような活動を展開していたか。

第一に、一九五八年一〇月一日から一九七九年三月三一日にかけて福井県支部病院で看護部長を務めたA氏の鯖江陸軍病院での勤務経験から、戦時救護の中身を見ていこう。第二に、外地での看護業務を知るために、第四四八救護班に所属し、ジャワ島第六陸軍病院に勤務したB氏の手記を示していく。これら手記を通して、戦地に派遣された看護婦がどこで何をしていたのかを具体化する。そして、労働をする過程で、彼女たちがどのような心境であったのかについて明らかにしたい。

①鯖江陸軍病院での勤務（A氏）

A氏は一九三七年七月一八日に、第五九救護班補充要員として、召集令状を受け取った[52]。その際、A氏は、「緊張と感激で身のひきしまる思い」だったという。第五九救護班の配属場所であった鯖江陸軍病院は、実践教育の場でもあった。一五名の看護婦が、重症および伝染病患者を収容する病棟に配属された。A氏はそこで実施した看護内容について、「現代看護と比較して、業務分担が明確であった」と記した。A氏は、看護記録について、「自己の行った処置、体温、脈拍など直接看護に関するものが中心であった」とし、食餌介助について「重症と手術患者のみであった」ことを明らかにしたうえで、「業務が非常に、スムーズに、そして和やかに、しかも相手の立場（筆者注：陸軍所属の陸軍看護婦、衛生兵）を尊重し合いながら業務遂行に当たることが出来た」と述懐した。勤務時間は午前八時から午後五時で、日曜祭日は休日、休日夜間は輪番制であり、陸軍看護婦と衛生兵とともに交替の当直勤務であった。翌日も日勤者と同じ時間帯の勤務であったが、戦時救護の精神から「当然のこと」として受け止めていたという。加えて、救護班は、緊急事態以外は、「比較的恵まれていたように思う」と回想している。この回想を読む限りにおいて、戦争という非常事態だからこそ、看護を担う主体のそれぞれの分業体制が確立され、よりシンプルな方法で看護を提供できたという側面があったことをうかがわせる。続いて、A氏は「印象的な事例」を三つ紹介しており、そのうち結核患者に対する看護の様子がより具体的に記された以下の述懐があった。

排菌患者のみ隔離され、二人の当直者で勤務した。看護婦室にいる間は全くなく、「看護婦サーン」と呼んだかと思うと、どこかの部屋で「ガアーッ」「ガアーッ」喀血の音音。苦しそうなせきこむ声……予防衣着用ももどかしく（マスクなどつけていられない）飛んでいく……（当時はナースコールも、インターフォンもない。）

(1937年8月27日～1945年8月15日)

救護場所	配属婦長数	配属看護婦数	備考
	(人)	(人)	
病院船「おれごん丸」，臨時東京第1陸軍病院	3	28	
上海兵站病院，鯖江陸軍病院	3	29	
敦賀陸軍病院	2	43	
南京第12兵站病院	1	26	
鯖江陸軍病院	2	36	
南京陸軍病院，南京第1陸軍病院	2	25	
広島陸軍病院大野分院	1	8	
病院船「しあとる丸」，漢口第1陸軍病院，病院船「三笠丸」，済南陸軍病院	3	15	
南方第105～108兵站病院，南方第2陸軍病院	1	13	
金沢陸軍病院		1	石川への派遣
南方第6陸軍病院		1	石川への派遣
関東軍防疫給水本部，海爾第1陸軍病院		1	石川への派遣
北京陸軍病院	2	24	
南方第6陸軍病院	1	21	
舞鶴海軍病院，病院船VH.007号ジョンダブリューウィークス号	1	32	
漢口第1陸軍病院	1	21	
別府海軍病院	1	21	
全州陸軍病院	1	20	
舞鶴海軍病院，舞鶴海軍病院芦原分院	2	26	
済南陸軍病院	2	14	
金沢陸軍病院(泉野，出羽町，山代)各分院	1	22	
済南陸軍病院	1	20	
下志津陸軍病院	2	23	
姫路陸軍病院，三日月分院	1	20	
病院船VH.007号ジョンダブリューウィークス号	1	32	

者代表(1985)『この道』福井赤十字病院，555頁.

表5　福井県支部救護班派遣一覧表

編成年月日	解散年月日	救護班名
1937年8月27日	1940年4月19日	第 58
1937年9月24日	1940年4月17日	第 59
1937年12月17日	1945年11月1日	第 130 第 1 分班
1939年3月16日	1941年2月1日	臨時第 12
1940年4月8日	1945年11月1日	第 219
1940年12月11日	1943年6月27日	第 251
1941年8月16日	1942年9月3日	臨時第 8
1941年10月13日	1944年8月9日	第 309
1942年2月10日	1946年5月13日	第 330
1943年1月23日	1945年7月31日	第 155
1943年1月13日	1946年5月18日	第 333
1943年1月20日	1946年10月15日	第 267
1943年4月12日	1946年4月9日	第 410
1943年5月19日	1946年7月9日	第 448
1943年11月5日	1945年8月29日	第 504
1944年2月19日	1946年6月21日	第 551
1944年4月15日	1945年10月31日	第 572
1944年7月3日	1946年6月23日	第 636
1944年7月3日	1945年12月8日	第 670
1944年7月14日	1946年4月13日	第 309 交代
1944年10月12日	1945年9月21日	第 697
1945年1月2日	1946年4月15日	第 755
1945年6月8日	1946年7月17日	第 843
1945年6月23日	1946年1月18日	第 868
1945年10月1日	1946年9月3日	第 504

出所：福井赤十字病院看護婦互助会，川田ちゑ乃編集

あの部屋、この部屋と喀血の始末と患者の心理的慰安、発熱患者も全員に近い位で、氷嚢交換、看護婦さん早く早くと呼ばれてかけつけると、多量の喀血で、瀕死の状態、夜明には幽めい境を異にし魂は母の胸に……。

このような状態で一晩中走り廻っていたことに気がつく、当直業務を日勤者に引き継ぐ。ホッとして部屋の壁に目を移すと、自己の両眼が壁に映っている。二回、三回繰り返すも同じ、全く経験したことのない現象が起き、内心不安と驚きを覚えるも、次の日勤が待っているので、五分位だったか目をつむり、暫くして同じ場所に目を移して見ると全く消えていた。おそらく一晩中走り廻ったことで、身体的な疲労もさることながら、脳神経中枢や、視神経の疲労であったのであろうと！　此の頃は心身共に若く、又戦時中と言う緊張感もあったのであろう。疲労感よりは、精一ぱい看護に当たったという満足感さえ覚えたものだった。(53)

②南方第六陸軍病院での勤務（B氏）

B氏は、一九四三年五月に召集され、その二日後に福井を出発している。[54] 内地を離れて二週間後にシンガポール、その一週間後にジャワ島のジョクジャカルタに入港して、中部ジャワに向かった。まずB氏は、この地での勤務について、「申告に始まって申告に終わるきびしい軍隊生活、部隊長も庶務課長もヒゲを生やした偉そうな方、笑顔で迎えては下さったが、中身はどんなだろうと恐ろしい感じがした」と感想を述べた。そのうえで、この地での看護業務について以下のように記した。

内科病棟と伝染病棟は福井班で、外科病棟は陸看である。内科病棟は殆どマラリア患者だった。私が宿直の真夜中大きな声で「突撃、突撃、突撃」と叫びながら廊下をこえ草むらを越えて走って来て看護婦室へ飛び込み戸棚の衛材を片っぱしから取り壊した患者がいた。私は恐怖の余り隣の広間の病室へ駆け込んで患者に助けを求めた。間もなく守衛所から兵隊が来て騒ぎが静まったが、翌日、受持看護婦に聞いたところ前日護送されてきたマラリア患者で、脳症をおこしているとのことだった。私はこの患者のお陰で衛材の始末書に員数外を沢山つくることが出来て好都合だった。[55]

(4)　日本赤十字社大分県支部の事例

続いて、表6で大分県支部救護班の派遣一覧表を見てみよう。

これによると、大分県支部救護班の看護婦は、別府海軍病院および小倉陸軍病院に多く配置されていたことが確認できる。

表6　大分県支部救護班派遣一覧表（1937年8月27日～1945年8月15日）

編成年月日	解散年月日	救護班名	救護場所	配属看護婦数
				（人）
1937年8月28日	1939年9月22日	第86救護班	第28病院船	31
1937年9月6日	1946年7月31日	臨時第5救護班	別府海軍病院	129
1937年9月26日	1946年2月15日	第87救護班	小倉陸軍病院	107
1939年9月16日	1941年6月24日	第136救護班	病院船	30
1941年12月19日	1946年7月31日	第296救護班	別府海軍病院	67
1941年10月17日	1947年1月2日	第302救護班	病院船，南方第12陸軍病院	32
1942年7月10日	1946年6月12日	第358救護班	広東陸軍病院	25
1943年4月17日	1946年1月25日	第441救護班	漢口第2陸軍病院	25
1943年8月11日	1946年5月12日	第471救護班	東寧第1陸軍病院	23
1943年11月8日	1945年9月4日	第497救護班	佐世保海軍病院・霧島海軍病院	39
1943年12月12日	1945年9月18日	第518救護班	鎮海海軍病院	21
1944年4月30日	1946年7月31日	第591救護班	別府海軍病院	41
1944年7月7日	1946年4月2日	第650救護班	天津陸軍病院	23
1944年7月7日	1946年7月31日	第661救護班	別府海軍病院	36
1944年10月14日	1946年7月15日	第712救護班	別府海軍病院	43
1945年1月20日	1946年4月14日	第775救護班	高雄陸軍病院	21

注：各班の「配属看護婦数」とは，編成から解散にいたるまでに業務に従事した看護婦の総数を意味する．
出所：日本赤十字社看護婦同方会大分県支部編（1986）『大分の救護看護史』，日本赤十字社看護婦同方会大分県支部，295～313頁．

さらに救護班に所属する看護婦のうち、その多くは任務を終了すると「解任」となるが、何人かは「転属」となっていた。「転属」者が最も多いのは、別府海軍病院および小倉陸軍病院であり、前者は病院船勤務、もしくは、広東および漢口の陸軍病院勤務への転属が多かった。後者は病院船勤務への転属が多かった。

①小倉陸軍病院における看護婦の業務

第八七救護班に一九三八年一月二二日に召集され、補充員として小倉陸軍病院に勤務することになったC氏は、勤務の実態を詳しく述べている(56)。

当時の小倉陸軍病院は、木造バラックで診察室には石炭用の達磨ストーブが一個あるのみであった。廊下には、雪が積もり、風が吹き付け、滑って転倒することもたびたびあった。C氏は患者一六〇名が収容された内科病棟に勤務し、同僚は軍医一名、下士官一名、看護婦三名、衛生兵三名の八名であった。

C氏はこれら患者の検尿、検便、検痰をおこない、一週間以内に診断を終え、原隊の病院に転送し、再び後続患者の収容をしなければならなかった。看護婦は一キロ離れた検査室に、これら可検物を、凍りついた渡り廊下を通って運ばなければならなかった。激務がたたり、寒さと過労で三九度の熱を出し、倒れたこともあった。

C氏は「夜勤の過酷さ」についても書き記している。看護婦の夜勤は四日に一度で、重症者であれば一一名、軽症者であれば二二名を一人で担当した。午後六時から翌朝八時まで、夜中の一時に交替で、交代後は、発熱患者の氷嚢氷枕交換のため走り回り、マラリア患者の発作の世話、発熱、腹痛、発汗の世話に追われた。夏期になると、看護婦の大切な業務として一部屋ごとの大蚊帳つりなども加わり、当直の看護婦は詰所の椅子に腰掛けることなど到底できない忙しさであったという[57]。

②別府海軍病院における看護婦の業務

一九四三年一二月二一日に召集を受け別府海軍病院に派遣されたD氏が担当した病棟一四棟はどこも満床だった。別府湾に病院船が入港すると、衛生兵とともに、軍用バスやトラックで傷病兵を迎えにいくのが仕事の一つであり、「収容した日から目の回るような忙しさ」であった[58]。D氏は「忘れ得ぬ人々」として、肺結核兼腸結核で起き上がることもできないほど重症の軍属T氏について以下のように記している。

ある時、彼の部屋に入ると大変な悪臭で驚きました。見れば下半身や衣類は排泄物でべっとりと汚れ、その中で彼は不快さに耐えていたのです。早速衛生兵と共に全身の清拭、衣類シーツの交換をしておむつをあてることにしました。それから三ヶ月がすぎ私は、薬局に勤務交代になりましたが、交代して五日目に「八病棟に急いで来るように」との連絡をうけ、走って行きますとTさんの臨終でした。Tさんは「…Dさんありがとう。親身も及ばぬ看護、心からお礼申します。あり…が…とう」といって息を引き取りました。私は、万身の力をふりしぼりながらハッキリと残してくれた言葉に看護した者の喜びを感じ、止めどなく流れる涙の顔でご冥福をお祈りしました。(59)

第四九七救護班の婦長であり同病院に配属されたE氏の手記のなかには、看護婦長の仕事内容が記されている。空襲警報のたびに担送患者の避難が繰り返され、そのつど重い担架を運んだ。この仕事に加えて看護婦長には、毎月本社に報告する業務日誌の記録、会計報告、空襲を避けながら遠くにある銀行まで前渡金を受け取りにいくという仕事もあった。本土の爆撃が激しくなると前渡金の送付が遅れ、班員の給与や病院への食費支払いができなくなったという。E氏は最寄りの支部にお願いにいったが拒否されたため、前渡金を受け取るため、大分支部に帰らざるをえなかったと記した。(60)

③高雄陸軍病院における看護婦の業務

当時、霧島海軍病院に勤務中であったが、一九四五年一月に「第七七五救護班として台湾軍隷下に入れ」という赤紙の召集令状を受けたF氏の手記がある。(61)これを手にしたF氏は「異常なほどの興奮を覚え」、「万感胸にせまる思い」であった。ただちに日本赤十字社大分県支部に帰って、父母に別れを告げるために故郷に急いだ。彼女は高雄陸軍病院の旗山分院に勤務した。この分院は幼稚園および小学校を接収改造したものであった。救護員の宿舎は倉庫跡で一人のスペースは五〇から六〇㌢ほどしかなかった。彼女は急性伝染病棟勤務であり、A型パラチフス、赤痢、マラリア等の患者が多かった。特に赤痢患者の排泄物の処理には苦労したという。勤務において、個人衛生に留意し疾病に罹らないように万全の注意を払う毎日であった。昼夜の別なく、敵機は襲来し、担架運搬中に頭上すれすれに低空飛行するため、生きた心地がしなかった。スコールも激しく、防空壕は水浸しで担架での避難は困難を極めた。過酷な悪条件の連続のなか、病人が出はじめるなかで、班員は「実によく働き助け合い、いたわりあって努力していた」という。

五　日本赤十字社看護婦の戦後——補償獲得に向けて

四で明らかにしたように、日本赤十字社の看護婦は、第二次世界大戦では、劣悪な衛生環境である外地で、もしくは内地の病院で、傷を負った者、さらには、病気に罹った者を懸命に看護した。第二次世界大戦前における彼女らの位置づけは、国のために尽くす兵士を救護するという当時の日本社会にとって大切な役割を担う存在であった。しかしながら、第二次世界大戦後になると一転、彼女らはしばらくの間、戦争加担者として批判される「負」の存在として取り扱われた。(62)

現在の日本赤十字社のホームページには「慰労給付金支給事業」の説明が掲載されている（http://www.jrc.or.jp/activity/saigai/kyufukin　二〇一六年九月一二日閲覧）。

これによると、日本赤十字社は、一九三七年以降の戦争で、旧陸海軍の命令により戦時衛生勤務に服した旧日本赤十字社救護看護婦と旧陸海軍従軍看護婦に対し、その労苦に報いるため、旧日本赤十字社救護看護婦については一九七九年四月から、旧陸海軍従軍看護婦については一九八一年四月から、国庫補助金を財源に慰労給付金を支給しているとある。そして、この慰労給付金の対象者は、三年以上の戦地勤務期間があって、かつ旧軍人と同様の加算年を加えて一二年以上に達する五五歳以上の本人に限られている。慰労給付金の額は、実際に勤務した期間に基づいて六区分に定められており、当初は年額一〇万円から三〇万円であったが、その後、消費者物価の動向により、現在までに六回の増額措置がおこなわれたことにより、現在の年額は、一九万四四〇〇円から四三万五四〇〇円である。

この説明から、第二次世界大戦終戦後から三〇年以上たってようやく日本赤十字社および旧陸海軍の看護婦は慰労金を手にしたことが確認できる。加えて、日本赤十字社の看護婦と旧陸海軍従軍看護婦の慰労給付金支給年月にギャップがあったこともわかる。この章の最後では、第二次世界大戦中に戦時救護を「使命」として自身の職務を遂行し、第二次世界大戦後の社会を生きることになった日本赤十字社の看護婦が、経済的な援助の獲得という意味においてどのような活動を展開してきたのかを見ていこう。

一九六三年の『読売新聞』紙上に、一九四二年に召集を受け、仏印、マレー等の軍病院に勤務し、シンガポールで終戦を迎え、一年間の抑留生活を経て帰還した当時四二歳であった元看護婦の投書が掲載された。これによると、彼女は、恩給受給資格の前歴調査を受けた結果、日本赤十字社の救護班であるという理由で恩給加算の資格がないと告げられたと不満を述べている。そして彼女は比較的安全な内地の軍病院所属の看護婦には恩給加算の資格があるのに、なぜ自分にはないのかと疑問を呈した。加えて、日本赤十字社の看護婦は、自分の意思とは無関係に兵士と同様の形で召集されたこと、そして、外地の軍病院勤務であるにもかかわらず、なぜこのような不合理なことになっているのかと主張した。(63)

旧日本赤十字社の従軍看護婦のうち、恩給の適用を求めた者は少なからず存在した。しかしながら、一九七二年の段階で、日本政府は、恩給を「官吏を対象とした制度」と定義しており、恩給公務員に該当しない一般の日本赤十字社看護婦の従軍期間を恩給の通算対象にするのは困難という見解を表明している。そして国家公務員共済組合法の適用についても同法の職域社会保険という性格から公務員にならなかった者にまで対象を広げるのは困難とした。(64)

このように日本政府は日本赤十字社の従軍看護婦への恩給支給に消極的であったが、一九七四年頃から戦地に赴いた元看護婦たちが「恩給請願の会」を結成し、政府に継続して働きかけた経緯があった。結果、一九七八年になって、日本政府は従軍看護婦の手当制度の検討に乗り出した。『読売新聞』もまた以下のような従軍看護婦への手当支給を後押しする記事を掲載した。

身分は日本赤十字社から「日赤救護班」として派遣されながら、戦地では軍の組織下に入り、給与も軍から支給され、陸、海軍刑法の適用まで受けた。終戦と同時に他の軍属が次々と送還されたのに、従軍看護婦は軍人と同じく抑留の対象になり、全員が帰還できたのは三十三年である。抑留中、中国の解放軍の衛生部隊で働かされ、通算十五年も外地にいた婦人さえいる。このような経過や実態から見ても、従軍看護婦は「女性兵士」であったと見てもさしつかえなさそうだ。(65)

第二次世界大戦を戦地で戦った兵士は恩給を支給されているのに、どうして従軍看護婦は支給されないのか。従軍看護婦として国に尽くし、生き延びたのに、第二次世界大戦後の「普通」の生活に要する金銭は一円も補償されないのか。従軍看護婦にとって、その思いは切実だったと考えられる。

このような日本赤十字社従軍看護婦の運動が功を奏し、一足早く日本赤十字社従軍看護婦の慰労金が認められた。しかしながらこの時点で元陸海軍看護婦に対しては慰労金が認められなかった。一九七八年九月一八日の『読売新聞』の朝刊には、なぜ「日本赤十字社」所属の従軍看護婦だけに恩給が支給されるのかという疑問が元陸海軍看護婦から出された。

当時の総理府大臣官房参事官は、日本赤十字社の看護婦は国と直接の雇用関係がなかったのにもかかわらず召集、派遣され、苦労されたが、一方で、陸海軍看護婦は直接志願しており、かつ法的にみる軍人とは異なる存在で、年金や恩給が支給されない雇用条件となっていたことを根拠に、恩給は支給されないと説明した。また当時の厚生省援護局調査資料室長は、日本赤十字社に比べて元陸海軍所属の従軍看護婦の正確な人数を把握できないことを恩給支給可否の根拠とした(66)。

このような経緯があって、第二次世界大戦後、元従軍看護婦は、男性で構成される軍人に比して、少額ではあるものの「慰労給付金」を獲得する権利を、自ら声をあげて獲得したのであった。

第二次世界大戦前の日本赤十字社の看護婦は、女性でありながら、国のために働く兵士を直接的に看護しうる名誉ある誇らしい存在であった。国を支える一存在として重要視された日本赤十字社の看護婦は、他看護婦に比して、養成所に入るに際し高い学歴レヴェルを求められ、かつ、十分な専門教育を受けられる立場にあった。

そして現在、戦時に際し「女性として国を護るために」貢献する存在という日本赤十字社の看護婦への見方は次第に薄れ、災害時に主体的にいち早く任務にあたる存在、さらには、専門性が高い職業人として理解されるようになった。

注

（1）「日赤のてびき」刊行委員会編（一九八六）『人道：日赤のてびき』蒼生書房、一七六頁。
（2）小澤武男（一九一六）『小澤男爵講話百題：日本赤十字社副社長』博愛発行所、四四〇頁。
（3）「日赤のてびき」刊行委員会編（一九八六）、前掲書、一七六頁。
（4）日本赤十字社編（一九一一）、『救護員生徒教育資料』二五七〜二五八頁。
（5）同右、二七三〜二七四頁。
（6）同右、二八四頁。
（7）同右、三五七〜三六一頁。
（8）同右、三七〇〜三七二頁。
（9）帝国廃兵慰藉会編（一九〇六）『日本赤十字社発達史』帝国廃兵慰藉会、四三四頁。

(10) 養成制度の説明は、日本赤十字社編（一九二七）『看護婦養成史料稿』日本赤十字社、一〇〜一一頁を参照のうえ、記述。
(11) 日本赤十字社編（一九一一）、前掲書、二九一頁。
(12) 日本赤十字社編（一九二七）、前掲書、五九〜六〇頁。
(13) 小澤（一九一六）、前掲書、三五一頁。
(14) 同右、三四七頁。
(15) 同右、三五二頁。
(16) 日本赤十字社（一九〇八）『明治三十七八年戦役日本赤十字社救護報告』日本赤十字社、五七七〜五七八頁。
(17) 同右、五七八頁。
(18) 同右、六一二〜六二五頁を参照のうえ、記述。
(19) 同右、六一二〜六一四頁。
(20) 同右、六一八〜六一九頁。
(21) 同右、六四三〜六四四頁。
(22) 同右、六四五〜六四六頁。
(23) 同右、六四八〜六五一頁。
(24) 同右、六五一頁。
(25) 同右、六四〇〜六四一頁。
(26) 日本赤十字社編（一九二九）『日本赤十字社史続稿　明治四十一至大正十一年　下巻』一〜一三頁。
(27) 日本赤十字社秋田県支部（一九八八）『百年史』日本赤十字社秋田県支部、一五七頁。
(28) 日本赤十字社編（一九二九）、前掲書、三四一頁。
(29) 同右、三四一〜三四二頁。
(30) 同右、三四三頁。
(31) 「遣英赤十字救護班　光栄ある看護婦諸嬢　十二月十九日愈出発」『読売新聞』朝刊、一九一四年一一月二九日。
(32) 日本赤十字社編（一九二九）、前掲書、三四四〜三四六頁。

(33)同右、三五二〜三五四頁、三七七〜三八〇頁、四〇五〜四〇六頁。
(34)「遺露看護婦の出発　防寒の用意は道中を凌ぐだけ　名誉の選抜を喜んでいる人達」『読売新聞』東京版朝刊、一九一五年一一月二六日。
(35)同右。
(36)町田光編（一九一五）『日本赤十字社看護婦看護人生徒入学試験問題集』博愛発行所。
(37)同右、四頁。
(38)同右、八頁。
(39)同右、一〇頁。
(40)日本赤十字社の各支部が看護婦の戦時救護の歴史を書き残している。第二次世界大戦前には、日本赤十字社兵庫支部（一九三九）『愛は輝く』日本赤十字社兵庫支部、日本赤十字社愛知支部編（一九四〇）『赤十字旗の下に』日本赤十字社愛知支部などが出版された。第二次世界大戦後は、例えば、日本赤十字社長崎支部編（一九八〇）『閃光の影で：原爆被爆者救護赤十字看護婦の手記』日本赤十字社長崎県支部、日本赤十字社看護婦同方会大分県支部編（一九八六）『大分の救護看護史』日本赤十字社看護婦同方会大分県支部、日本赤十字社青森県支部青桐会　旧日赤第三一六救護班青森班編（一九九〇）『南方輾々：日赤第三一六救護班青森班の記録』日本赤十字社青森県支部青桐会・旧日赤第三一六救護班青森班など、数多く出版されている。また病院船での看護を綴った大嶽康子（一九三九）『病院船』女子文苑社、大嶽康子・日本赤十字中央女子短期大学同窓会編（一九七九）『病院船・野戦病院』日本看護協会出版会もある。
(41)日本赤十字社秋田県支部（一九八八）、前掲書、二八一〜二八三頁を参照した。
(42)同右、二八一頁。
(43)同右、二八二頁の表36—1、表36—2、表36—3から計算。
(44)同右、二八九〜二九〇頁。
(45)日本赤十字社（一九六九）『日本赤十字社社史稿　第5巻　昭和一一年〜昭和二〇年』日本赤十字社、一七九頁。
(46)同右、一四七頁。
(47)同右、二〇三頁。

(48) 同右、二二九頁。
(49) 同右、一一二頁。
(50) 同右、三四九頁。
(51) 福井赤十字病院看護婦互助会、川田ちゑ乃編集者代表（一九八五）『この道』福井赤十字病院、五五二～五五三頁。
(52) 同右、五七六～五七七頁。
(53) 同右、五七七頁。
(54) 同右、六一一頁。
(55) 同右、六一一頁。
(56) 日本赤十字社看護婦同方会大分県支部編（一九八六）、前掲書、二三九～二四〇頁。
(57) 同右、二四〇頁。
(58) 同右、二三〇頁。
(59) 同右、二三一頁。
(60) 同右、二五四頁。
(61) 同右、二六三～二六四頁。
(62) 一方で、特に日本赤十字社の甲種に該当する看護婦は、学歴レヴェルも高く、「戦争のため」という目的を帯びつつも、専門教育を十分に与えられた存在であったため、第二次世界大戦後も日本の看護婦のレヴェル向上に寄与する存在でもあった。第5章参照。
(63) 「恩給加算のない戦地看護婦」『読売新聞』朝刊、一九六三年一〇月六日。
(64) 「旧日赤従軍看護婦　恩給法適用は困難　政府が答弁書」『読売新聞』朝刊、一九七二年五月三日。
(65) 「従軍看護婦に長すぎた戦後　補償一日も早く　戦場では兵士並み辛苦」『読売新聞』東京版朝刊、一九七八年二月二二日。
(66) 「〝白衣の恩給〟なぜ差別　元陸海軍看護婦が悲しき訴え　「日赤だけ」は変です　職場に生きた同じ青春」『読売新聞』東京版朝刊、一九七八年九月一八日。

第3章　派出看護婦会で働く看護婦

看護師はどこで働いていますか。今、このような問いを誰かに投げかけられたとしたら、私たちの少なからずは、「病院です」もしくは「クリニックです」と答えるだろう。ところが、第二次世界大戦前に生きていた人々に同じ質問をすると、「看護婦会」と答えた人が少なからずいたにちがいない。「看護婦会」とは、「派出看護婦会」とも呼ばれ、患者もしくは病院と直接的に契約を結び、所属看護婦を病院、診療所、家庭に供給する経営体であった。

病院から看護婦会へ—その移動の裏面には勤務の自由と、収入の増とが予定されている。『××さん派出！』会長はこう命令する。それまで寝そべって講談本を読んだり、落花生をかじったりしていた看護婦は、だらしない伊達巻姿を、きっぱりとした外出着に着替え、バスケットをかかえ、白衣を羽織って出張に及ぶ次第である。(1)

右記によると、派出看護婦には「勤務の自由」があったという。そして派出看護婦は「収入の増」を期待される職業だったらしい。このような派出看護婦に対するイメージはどこから生まれてきたのだろうか。

一　派出看護婦会の誕生と分布――東京府を事例として

(1)　派出看護婦会の誕生

今や我が東都に於て模範看護会として人も許し自ら称し起つ大関ちか子は多くの会員を我子の如く愛撫し基督教を以て教え導き正道を踏み過らざる様一意専心天職の重んずべきを説き余念なきものの如し。(2)

右記は、第1章でもとりあげた大関和を讃える文章である。大関や日本で初めて派出看護婦会を開始したとされる鈴木雅子は、看護史研究では、「開拓期派出看護婦」と位置づけられ、専門職業人として高く評価されている。特に、大関は、派出看護婦会を実践および理論でリードする存在であり、大関が著した『派出看護婦心得』『実地看護法』などの著書は、広く読まれた。これら書物からは、家庭および病院での派出看護婦の実務の一端がわかる。まず、心得の主たる内容は、「病室および病人についての注意」「医師に対する義務」「家族への務め」「自身への注意」「患家においての仕事の順序」「赤痢病舎などでの仕事の方法」「死体の取り扱い方法」であった。附録として、一九〇二年版および一九〇六年版に掲載されていた「看護婦実業の唱歌」も興味深い。この歌詞を読むと、派出看護婦がおこなうとされた業務内容が詳細にわかる。この心得の一九一七年版、一九一九年版には「市立病院派出看護婦の心得」が新たに加わった。このことは市立病院が派出看護婦利用頻度を増やしたがゆえ、新たにこのような心得をつける必要性があったことを物語る。派出看護に関連して、「家庭看護」と「病院看護」の相違点、市立病院での看護の注意点が以下のように述べられた。

一、自宅派出とは違い労働も烈しけれど天職の為め、患者の為め、一度派出したる時は御用済迄は必ず勤務する決心を持つ事

（中略）

一、市の病院に収容さるる人々のうちには下級の人が多い。其の種類の人々は市立病院に対し種々の誤解やひがみが多い。其れ故に少しでも看護婦が不親切なる行為をなし、粗暴な言葉を用うる時は非常の其の感情を害し悪感を起させ為めに市の伝染病予防上多大の影響が来るのであるから此点に特に注意をする事(3)

(2) 派出看護婦会の概要

派出看護婦会はどこにいくつあったのか、どのような経営をしていたのかに関する先行研究は限られている。(4)派出看護婦が現在日本社会で活躍していないこと、派出看護婦会が看護婦による個人経営であったため、資料として残りずらく、その全体像が把握しにくいことも先行研究の少なさに影響している。

このような限界はあるが、派出看護婦は日本の看護婦を語るうえで欠かせない存在であるため、以下では、派出看護婦会が最も多くあった東京府を中心に、特に派出看護婦会がどのような経営をしていたのか、かつ、そこで働いていた女性たちはいかほどの収入を得ていたのかについて、わかりうる数字で明らかにしていく。

一九〇一年の『日本東京医事通覧』には、東京府の派出看護婦会の概要が記載されている。(5)ここには、計三三件の派出看護婦会が紹介されていて、そのうち一〇件の派出看護婦会の会則が掲載されている。

表7から、第一に、この時期の派出看護婦会は「職場」であると同時に看護教育をする「学校」でもあったということがわかる。会に所属した者は、派出看護婦会で一年間から二年間学科を学びかつ実習をした。第二に、学科習得

や実習終了後、一年間から二年間の間、同じ派出看護婦会での勤務を義務づけられる場合があった（表7中、「篤志派出看護婦会」「皇国看護婦院」など）。第三に、派出看護婦の年齢層が多様であり、必ずしも、一〇代二〇代といった結婚前と想定される女性ばかりではなかったということである。第四に、日当が伝染病以外の病気を意味する普通病および伝染病で異なっていたことである。第五に、病院でトレーニングを受けた者のみを派出するとした皇国看護婦院の設定金額がやや高めであったが、その他は、同じような構造を持っていた。これら日当のうち、最低ランクの三等および四等は、見習看護婦を派出する際の金額であった。

　これら派出看護婦会を経営していた者およびここで働いていた派出看護婦の詳細は、東京看護婦会

東京本郷（本郷区）		篤志派出（本郷区）	
		公認資格を有し，学力経験者. 甲種：会資にて寄宿. 2年修業義務. 乙種：自費で寄宿. 1年修業義務. 会外に在住.	
（普通病）	（伝染病）	（普通病）	（伝染病）
特等　1円 1等　80銭 2等　60銭 3等　40銭	特等　1円50銭 1等　1円20銭 2等　90銭 3等　60銭 （コレラ，ペストは5倍）	1等　70銭 2等　60銭 3等　50銭	特等　1円20銭 1等　1円 2等　60銭 3等　50銭 （コレラ，ペストは2倍）
皇国看護婦院（小石川区）		産婆看護学共修会（本郷区）	
医科大学附属，赤十字社病院その他の病院で看護学を修め，実地を練習したる者を医家又は病家の依頼に応じ，病者，産婦を看護，西洋按摩にも応じる. 勤務年限2年.		産婆学，看護学講習が目的. 修学年限は2年で，産婆学も看護学各1年. 貸費生は卒業後1年間，妊婦取り扱い及び患者看護の業務に従事. 出張した場合は，報酬金額の10分の3を手当として支給.	
（普通病）	（伝染病）		
特等　2円20銭 1等　2円 2等　80銭 3等　60銭	特等　2円50銭 1等　2円20銭 2等　1円 3等　80銭		
（病院が経営. コレラは2倍，ペストは3倍）			

注：空欄は記述がなされていないことを意味する.
出所：工藤鉄男（1901）『日本東京医事通覧』日本医事通覧発行所，273〜289頁.

表7　東京府の看護婦会

看護婦会名	博愛（本郷区）		東京（神田区）	
属　性			3年間，家事に関係なき者.	
学業と実習	学業中，病者看護に従事		学科6ヵ月，実習6ヵ月	
講習年限	1年以内		3年（修業期が1年）	
年　齢			20歳以上40歳未満	
日　当	（普通病）	（伝染病）	（普通病）	（伝染病）
	特等　1円 1等　80銭 2等　60銭 3等　40銭 4等　30銭	特等　1円20銭 1等　1円 2等　80銭 3等　60銭 4等　40銭	甲1等　1円 乙1等　80銭 2等　60銭 3等　40銭 4等　20銭	甲1等　1円50銭 乙1等　1円 2等　80銭 3等　60銭 4等　40銭 （コレラ，ペストは2倍）
看護婦会名	彌生（神田区）		山岡（浅草区）	
属　性			貸費生，私費寄宿生，通勤生	
学業と実習			学科1年，実地演習1年	
講習年限				
年　齢			17歳から35歳	
日　当	（普通病）	（伝染病）	（普通病）	（伝染病）
	特等　1円 1等　80銭 2等　60銭 3等　40銭	特等　1円50銭 1等　1円20銭 2等　90銭 3等　60銭 （コレラ，ペストは1等3円）	甲1等　1円 乙1等　80銭 2等　60銭 3等　40銭 4等　20銭	別に定める
看護婦会名	岸看護婦会（浅草区）		杉浦看護婦会（日本橋区）	
属　性 学業と実習 講習年限 年　齢			1，看護婦免許があり寄宿する者. 2，寄宿し本会の貸費を以て看護学を修める者. 3,20歳以上40歳未満で身体強健，高等小学校2年もしくはそれ相応以上の学力を有する者. 入会後3ヵ月間は会長の指揮命令に従う義務.	
日　当	（普通病）	（伝染病）	（普通病）	（伝染病）＊
	特等　1円 1等　80銭 2等　60銭 3等　40銭 4等　30銭	特等　1円50銭 1等　1円 2等　80銭 3等　60銭 4等　40銭	特等　1円 1等　80銭 2等　60銭 3等　40銭 等外　30銭	特等　1円50銭 1等　1円20銭 2等　90銭 助手　60銭
	（コレラ，ペストは特等の日当）		＊伝染病とは「伝染病8種および消毒法を行なう病症」を指す.	

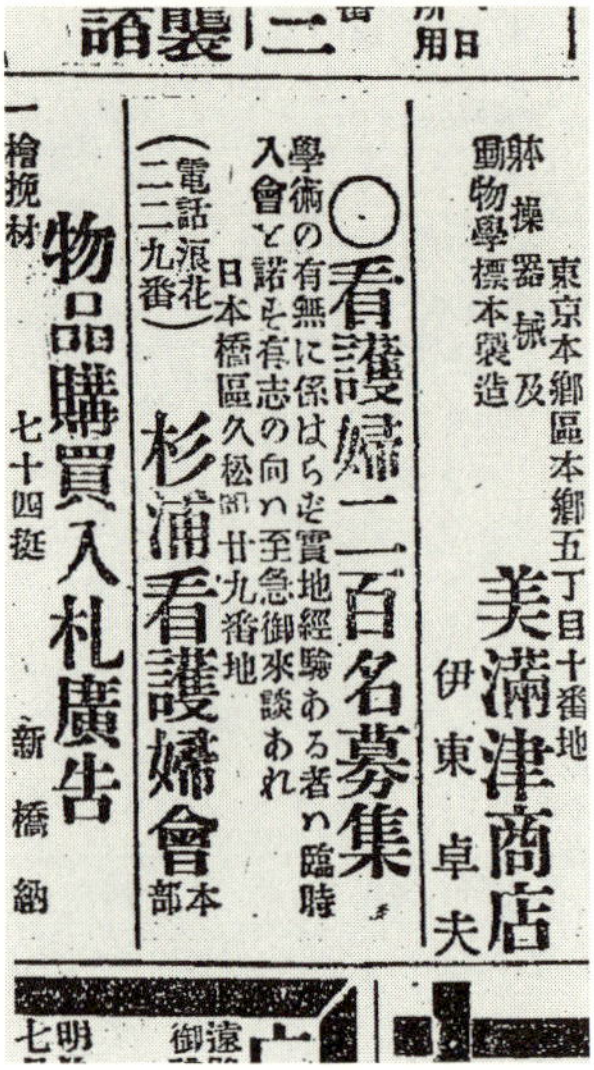

図2　杉浦看護婦会の広告
『読売新聞』東京版朝刊，1898年7月30日.

を経営していた大関和を除いて詳細は不明である。ただし、一九三〇年に派出看護婦会長の柘植あいが出版した書籍(6)によると、派出看護婦のうち一〇代二〇代が三二名、三〇代以上が三四名おり、かつ三〇代以上の者のうち二一名が産婆資格を取得していることがわかる。そして、杉浦看護婦会を経営していた杉浦糸子、一九〇〇年代に十字看護婦会を経営していた錦織梅子については若干明らかにできる。

まず、杉浦は看護婦および産婆として有名な人物で、この時点で三〇〇名もの産婆と看護婦を養成した人物であった(7)。埼玉県で農業をいとなむ父のもとで育ち、一六歳で医師を目指して、下谷区の陸軍軍医であった田代基徳に身を寄せた。ただし、田代から「婦人相応の業こそ宣しけれ」とアドバイスを受け、産婆の手術と看護の方法を学んだとある(8)。杉浦は、一八八三年に、派出看護婦会を立ち上げた(9)。新聞紙上で、杉浦は「わが国看護婦派出業の元祖(10)」、「我国婦人事業界率先者の一人」として紹介されている。杉浦看護婦会には一五ヵ条の入会規則および一八ヵ条の派出規則があり、寄宿の会員は六〇余名で、通勤の会員と合わせると二〇〇名に達した。

次に錦織は、一九〇九年当時、四二歳の岡山県出身の女性であった。高等小学校卒業後、大阪の梅花女学校や中之島小学校でも学んだ。産科婦人科の医師になる夢があったが、そもそも学校がなかったこともあり、二三歳のときに日本赤十字社の看護婦となった。錦織は日清戦争の従軍看護婦として広島での勤務経験を経て一八九六年に十字看護婦会を開業した。ちなみにこの当時、派出看護婦会は東京だけでも二五〇ヵ所あったという。同会の会員は五〇名ほどいて、錦織自らが二〇歳前後の者を養成し、二五歳以上の会員は他から雇い入れた。「他」とは、赤十字病院、東京府、その他の看護婦免状を持った者であった。十字看護婦会では、一等は赤十字病院の免状を持っている者、二等は東京府の看護婦免状を持っている者、三等は慈恵病院その他の免状を所持する者と定めていた。これら等級は看護婦としてどのような経験があるかという区分でもあったようで、あらためて、一等は内科、外科、婦人科、眼科をひと通り心得ている者、二等はこれら科のうち一部の科の経験しかない者、三等も二等に準ずと記されていた。一日の看護料は一等が一円、二等が八〇銭、三等が六〇銭であった。会員の看護婦は寄宿舎で共同生活をしていて、総収入の二割を会に納めた。十字看護婦会の看護婦は月平均四〇名働いており、患者のいる家庭だけではなく、日本赤十字社病院にも老練な看護婦を派遣していたとある。このように錦織の場合、卒業した看護婦養成所のコネクションを利用し派出看護婦を派遣することで収入を得ていた。錦織は看護婦の派出に際して、品行その他の礼儀を、「常に口八《くちや》釜《かま》しく」言ったと語っている。(11)

(3) 派出看護婦会の分布――東京府の場合

一九二二年発行の『全国各府県別　看護婦会銘鑑』によると、全国にあった派出看護婦会のうち東京府が三五〇件と圧倒的に多かったため、(12)東京府の数値をとりあげ、派出看護婦会の分布の実態を見ていく。東京府の派出看護婦会数は一九二六年から一九四一年に毎年発行された『警視庁統計書』で把握できる。

まず、派出看護婦会の数を表8に示した。これによると、当該期において第一に東京府の派出看護婦会は三〇〇件台で推移しており、数の目立った減少はなかったこと、第二に派出看護婦会は東京市市部に集中してあったことがわかる。

表8　東京府における派出看護婦会数の推移と，東京市内の区別の分布（ランキング）

西暦	東京府（計）	市部（計）	第1位		第2位		第3位	
			地名	件数	地名	件数	地名	件数
1926	516	286						
1927	308	244	本郷区本富士	32	小石川区富坂	22	四谷区四谷	18
1928	303	238	同	29	同	25	同	16
1929	338	266	同	31	同	22	同	16
1930	306	237	同	32	同	18	同	14
1931	322	245	同	31	同	18	同	16
1932	434	431	同	32	同	17	同	16
1933	331	326	同	32	同	18	同	16
1934	345	340	同	32	同	19	同	16
1935	359	353	同	34	同	19	同	16
1936	366	359	同	35	同	19	同	16
1937	372	365	同	37	同	18	同	17
1938	390	370	同	37	麹町区麹町	19	同	18
1939	383	378	同	37	同	19	小石川区富坂	18
1940	390	385	同	35	同	19	四谷区四谷	18
1941	383	373	同	38	同	18	駒込区駒込	16
					四谷区四谷	18		
					小石川区富坂	18		

出所：警視庁編（1935）『警視庁統計書　第36回』警視庁総監官房文書課，215頁，『同　第37回』276頁，『同　第38回』292頁，『同　第39回』274頁，『同　第40回』274頁，『同　第41回』272頁，『同　第42回』262頁，『同　第43回』256頁，『同　第44回』256頁，警視総監官房文書課統計係（1939）『警視庁統計書　第45回』256頁，『同　第46回』246頁，『同　第47回』186頁，『同　第48回』144頁，『同　第49回』152頁，『同　第50回』154頁，『同　第51回』154頁.

次に、派出看護婦会は東京市のどこに多くあったのかを示したのが表8の右欄である。表8から、第一に、派出看護婦会は本郷区本富士に一貫して多くあったこと、第二に、小石川区富坂、麹町区麹町、四谷区四谷には、当該期に同程度の数で分布していることが確認された。このことは多少の数の上下は見られるが、一定数の派出看護婦会が継続して会を経営していたことをうかがわせる。そして、東京市内で、派出看護婦会は各区に分散してあったというよりは特定の区に集中してあったことがわかる。

では、なぜ派出看護婦会が右記地域に集中していたかについて考えてみる。常識的に考えられるのは、派出看護婦会が多くあった場所周辺に、大口の需要先たる入院患者数が多い病院が多くあったのではないかという想定である。

まず本郷区本富士は東京帝国大学医科大学附属医院があった場所であり、同院の入院患者数は、たとえば一九二七年には六八三一人、一九三一年には七四七七人など、東京府内にある他の病院に比して圧倒的に多かった。また一九二〇年以降の、東京帝国大学医学部附属医院に出入りしていた派出看護婦については、常に二〇〇名以上の派出看護婦を市井の看護婦会から需要していたことが確認できる。そして一九三三年になると同病院は、派出看護婦雇用に要する患者の料金負担を、「高い」と捉えていたことも確認できる。[13] そのほか、入院患者数が多い私立順天堂大学病院があったことも、派出看護婦会の集中要因の一つだと考えられる。一九二〇年には、水野かねが代表者をつとめた本郷看護婦組合（本富士警察署管内）が設置されていることからも東京府内の派出看護婦会立地の中心は本郷区にあったと見てよい。[14] さらに麹町区には日本医科大学第一医院や東京警察病院、四谷区には慶応大学病院、駒込病院があるなど、東京府内のなかでも入院患者が特に多い病院の周辺に、派出看護婦会が多くあったということはいえる。

二　誰がなぜ派出看護婦を需要したか

派出看護婦会が増えこそすれ、減りはしなかったということは、派出看護婦の需要がそれだけ社会からあったことを意味する。そこでこの項では、派出看護婦の需要構造について考えてみる。

医学史家の鈴木晃仁は、二〇世紀日本における「多様で広範な医療者たちが営んでいた市場でのサービスとしての医療の多元性」を指摘し、「商品やサービスの消費者としての患者の存在」を明らかにした。[15] この文脈で考えると、派出看護婦による看護サービスは、この時期の患者が受容しうる重要かつ一般的なサービスの一つであったといえる。

派出看護婦による看護サービスは、患者によって、どのようなプロセスをへて、需要されていたのだろうか。第一に、病院は、患者の依頼に応じて、派出看護婦を雇用するか否かを決定した。第二に、主な依頼先は、病院の最寄りにある派出看護婦会であった。第三に、派出看護婦会は、病院に対して、患者の紹介料を支払う必要があった。第四に、派出看護婦に支払う料金は入院患者の自己負担であった。患者の金銭的負担に関しては、以下のような記述があった。

(1)「お金持ち」向け？

何しろ入院料が薬とともに一円五十銭であるのに、派出看護婦の費用は最低で一円五十銭、高いのになると一円八十銭も取られる。それに食費（五十銭）寝具料（夏季二十銭、冬季二十五銭）等を合わせると、一日四円以上の負担になっていた。(16)

この記述から、この患者が、派出看護婦による看護サービスを「割高」と捉えていたということはわかる。また、患者が派出看護婦を雇用するか否かを自由に意思決定できたと仮定するならば、病院における派出看護婦の主たる需要者はオプショナルなサービスとしての派出看護婦を雇える金銭的余裕を持つ者であったという見方もできる。

派出看護婦の需要は景気動向にも左右された。一九一〇年代後半の大戦景気も派出看護婦の需要増に影響した。「世の中景気が良いので、猫も杓子も看護婦を枕辺に座らせねば、病人の仲入りが出来ぬように考えてきたためか(17)」という記述にもあるように、派出看護婦によって提供されるオプショナルのサービスを購入できる所得階層が増加したことも派出看護婦の需要を押し上げた要因と考えられる。富裕層である家族の夫人や子供を鎌倉に位置する別荘地で看護中に、関東大震災に被災したという派出看護婦の記録がいくつか存在することからも、オプショナルサービスとしての派出看護というあり方は確実に存在していたといえる(18)。

(2) 目が離せない病気だから?

ただし、患者の所得レヴェルとは別にして、派出看護婦を雇わざるをえないという状況があった。すなわち、患者が常に目を離せない病気にかかっている場合だ。一九一〇年に発行された『東京医療案内』の入院患者に関する記述によると、

軽症者は、とにかく、小児、婦人、その他重症にして、身辺のことが自身でできない場合には、親戚もしくは知己の者を付添人として置いても良い。これらの付添人がいない場合は、派出看護婦を雇用する必要がある(19)。

（中略）

患者によっては、付添人の他に派出看護婦をつける必要性がある。付添人の食料は一日普通五十銭、一か月十五円、また、派出看護婦雇用料は一日普通六十銭、一か月十八円を支出しなければならない(20)。

特に、伝染病に罹った患者の場合、患者の意向うんぬんにかかわらず、病院が、派出看護婦の付き添いを義務づける場合があった。

東京市の派出看護婦によるケアサービス需要の多寡を大きく左右した要因の第一は伝染病の流行であった。一九〇六年の記事によると、東京府にいた派出看護婦は転地療養をしている患者を看護するために鎌倉・大磯・熱海などに赴いた(21)。一九一九年の記事によると、「昨今のごとき暑気にはチフス、下痢等の患者が多いので見習いの看護婦でもすぐに派出されて相当な収入を得るそうですが」とある(22)。同記事は、チフスの流行が、派出看護婦の需要増を促し、派出看護婦の収入が等級にかかわらず増加していることを指摘している。東京市におけるチフスの流行について、一

九一〇年代の東京市の都市化の影響により腸チフスの罹患率が上昇傾向にあり、関東大震災後にもチフスの大規模な流行があったことを指摘した研究がある(23)。この時期の複数の大新聞は、東京市における腸チフスの患者増が派出看護婦の需要を押し上げていることを指摘している。さらに、一九一〇年代後半から一九二〇年代前半にかけてのスペイン風邪の大流行による患者増が、派出看護婦の急激な需要増をもたらしたことも確認できる(24)。

そして一九二〇年代以降における病院数の増加と、それにともなう病床数と患者数の増加は、入院患者の付き添いを主たる仕事とする派出看護婦の需要を確実に押し上げた。病院に雇用されているという意味での病院の看護婦の主たる仕事は医師の補助であったため、入院患者の付き添いは、一般的に、家族か派出看護婦が担っていたのである。

三　派出看護婦の待遇および会の経営に関する見方

派出看護婦はどのように供給されていたのかを明らかにするために、派出看護婦会はどのように経営されていたのかを示していく。

(1)　派出看護婦の収入

派出看護婦の収入は、看護婦の等級、患者の病気の種類、日数によって決まる。たとえば、一九二九年の東京府の看護婦等級は一等、二等、等外甲乙であった。一等は一八歳以上で、看護婦免許を有し、資格取得後一年間勤務したもの、二等は一八歳以上で、看護婦免許を有し、資格取得後一年未満のものであった。等外甲は、看護婦試験に合格しているが一八歳未満の者、等外乙は見習看護婦であった(25)。

収入については、一等の場合、「普通病看護日当」は二円、「伝染病看護日当」は二円五〇銭、等外乙の場合、一円三〇銭、一円八〇銭であった。

一九二九年の資料には、一ヵ月の派出日数を一五日とした場合の普通病患者を看護した看護婦の手取りに関する試算がある。これによると、収入は普通看護日当二円×一五日＝三〇円である。この三〇円から、看護婦会に納める費用一円五〇銭、手数料が派出料金の二割の六円、患者のもとに出向かず会に待機している場合の食費一日五〇銭×一五日＝七円五〇銭を差し引かれる。すなわち、三〇円－（一円五〇銭＋六円＋七円五〇銭）＝一五円が手取りであった(26)。

そこで、この一五円という手取り額はどう評価されるべきかについて考えてみる。先に見たように、「派出看護婦の方が病院看護婦より稼ぎがいい」という理解があった。一九三四年の派出看護婦会に所属する看護婦会向けの資格取得受験本には、「大学出の男子も及ばぬ！　産婆・看護婦の収入！　婦人だけに与えられた天職」として、収入の多さを強調する記述も見られる（図2）。この状態はどのように解釈すべきか。

第一に、「心づけ」の存在であった。たとえば、それは全快祝いという形で、患者から派出看護婦に支払われた。さらに、半月付き添いするだけで、白縮緬一匹、金四〇円をボーナスでもらえる場合もあったという。同じような指摘は他の資料でもいくつか見られるため、特に家庭におけるケアサービス供給の場合、このような「ボーナス」が常態化していたと捉えてよい。

第二は、病院で働く看護婦の場合、基本的には、固定給であったことに起因する。一方、派出看護婦の場合、一ヵ月に何回働くか、もしくは、どのような患者のもとで働くのかの決定は、病院勤務よりは柔軟であった可能性が高い。派出看護婦は、派出看護婦会の会長の命に従って働くわけであるが、両者の関係性次第によっては、派出看護婦の働き方に関する要望のうち、特に患者からの需要が多かった場合の「より働きたい」という要望は、会長に受け入れら

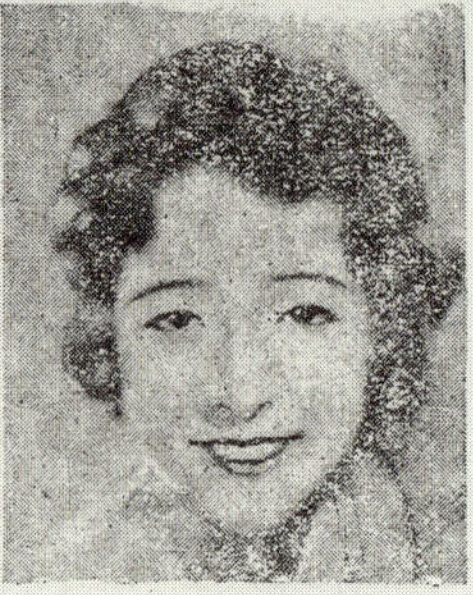

大學出の男子も及ばぬ！

産婆・看護婦の收入！

婦人だけに與へられた天職

◇産婆を志望する人へ

明《あか》るい暖《あたゝ》かい太陽《たいやう》の光《ひかり》に惠《めぐ》まれ、堅《かた》い地殼《ちこく》をつき破《やぶ》つて生《うま》れて來《く》る若芽《わかめ》のやうに、この地上《ちじやう》に躍《をど》り出《だ》す新《あたら》しい生命《せいめい》を生《う》むことは婦人《ふにん》に與《あた》へられた神《かみ》の使命《しめい》であります。そしてこの新《あたら》しく生《うま》れ出《い》づる幼《おさな》い生命《せいめい》を健全《けんぜん》に、大《おほ》きな愛《あい》を以《もつ》て助《たす》け産《う》ませるのが産婆《さんば》といふ偉大《ゐだい》なる天職《てんしよく》であります。ですから産婆といふ職業《しよくげふ》は人類《じんるゐ》に奉仕《ほうし》する敬虔《けいけん》な職業《しよくげふ》で、社會《しやくわい》から深《ふか》い尊敬《そんけい》の念《ねん》を以《もつ》て迎《むか》へられるのも、いはれのあることであります。

それならこの産婆《さんば》が職業《しよくげふ》としてどのくらゐの收入《しうにふ》があるかといふと、開業《かいげふ》の場所《ばしよ》や技術《ぎじゆつ》によつて多少《たせう》の相異《さうい》はありますが、都會《とくわい》などで普通《ふつう》一ヶ月《げつ》八九十圓《えん》から四五百圓程度《ゑんていど》です。小學校《せうがくかう》の先生《せんせい》の約三四倍に當り女《ぢよ》學校《がくかう》の先生《せんせい》よりも數等《すうとう》優つております。地方でもこれと大差《たいさ》ありませんが、短期間《たんきかん》の勉強《べんきやう》で獨立《どくりつ》出來《でき》て、しかも二十歳前後《さいぜんご》からこんな收入《しうにふ》のある婦人職業《ふじんしよくげふ》は決《けつ》して他《た》に求《もと》めることは出來《でき》ません。

◇看護婦を志望する人へ

ナイチンゲール以來《いらい》、看護婦《かんごふ》の職務《しよくむ》は傷《きず》つき病《や》める人々《ひとびと》にとつて一刻《こく》も欠《か》くことの出來《で》ない暖《あたゝ》かい慰《なぐさ》めの手であり、再《ふたゝ》び健康《けんかう》の日《ひ》を甦《よみがへ》す神《かみ》の手であります。しかしこれは一通《とほ》りの知識《ちしき》と技術《ぎじゆつ》を修《をさ》めた上《うへ》でなければ十分《ぶん》にその職務《しよくむ》を果《はた》すことは出來《でき》ません。そこで免許試《めんきよし》驗《けん》の制度《せいど》が設けられてゐますが、この試驗《しけん》に合格《ごふかく》さへすれば誰《たれ》でも天下《てんか》晴《は》れて立派《りつぱ》な看護婦《かんごふ》としての資格《しかく》が得《え》られるわけであります。しかし毎年《まいねん》の受驗者《じゆけんしや》が多《おほ》い割合《わりあひ》に合格者《がふかくしや》の少《すくな》いのはどうしたことでせう。これは其《そ》の受驗《じゆけん》に先立《さきだ》つて正《たゞ》しい準備《じゆんび》をしてなかつた爲《ため》に失敗《しつぱい》を招《まね》く方《かた》が多《おほ》いのであります

本校《ほんかう》の講義錄《かうぎろく》は看護婦科《かんごふくわ》三ヶ月《げつ》といふ短《みぢか》い期間《きかん》に確《かく》

（『新刊　講義録見本』第9巻第5号，2～3頁，東京産婆看護婦通信学校，1934年3月1日）

實《じつ》に合格《がふかく》の實力《じつりよく》を付《つ》ける爲《ため》に、斯界《しかい》一流《りう》の先生方《せんせいがた》が苦《く》心《しん》講述《かうじゆつ》されたものでありますから、必《かなら》ず合格《がふかく》させる、といふ自信《じしん》を以《もつ》て皆《みな》さんにお奬《すゝ》めすることが出來《でき》ます。大體《だいたい》産婆《さんば》看護婦《かんごふ》の收入《しうにふ》は一樣《いちやう》には申《まを》されませんが、官立《くわんりつ》私立《しりつ》の大病院《だいびやうゐん》から個人《こじん》經營《けいえい》の病院《びやうゐん》、派出《はしゆつ》の看護婦《かんごふ》など色々《いろいろ》で等級《とうきふ》に應《おう》じて收入《しうにふ》も色々《いろいろ》の階段《かいだん》に分《わか》れてゐます。

◇決してむづかしくはない

産婆《さんば》や看護婦《かんごふ》の試驗《しけん》と言《い》つても、決《けつ》して專門《せんもん》の醫學《いがく》を修《をさ》めるやうにむづかしいものではなく、殆《ほとん》ど常識《じやうしき》の程度《ほど》の易《やさ》しいものであります。試驗《しけん》の程度《ていど》が別《べつ》に高《たか》い學歴《がくれき》の必要《ひつえう》なものではなく、小學校《せうがくかう》さへ卒業《そつげふ》してゐればよいのですから、それに應《おう》じて修《をさ》めなければならない知識《ちしき》も技術《ぎじゆつ》も一通《ひとほ》り學《まな》べば、あとは常識《じやうしき》で誰《たれ》にでも理解《りかい》出來《でき》る程度《ていど》のものであります。

本校《ほんかう》の講義錄《かうぎろく》は、産婆科《さんばくわ》・看護婦科《かんごふくわ》ともに、いづれも一流《りう》の權威者《けんゐしや》が講師《かうし》となつて、わかり易《やす》く覺《おぼ》へよく澤山《たくさん》の挿繪《さしゑ》を入《い》れた最新《さいしん》の教授法《けうじゆはふ》によつて講義《かうぎ》されたものであります。今《いま》までにも數多《かずおほ》く出《だ》された同種類《どうしゆるゐ》の講義錄《かうぎろく》の一番《ばん》の欠點《けつてん》は、どうしても詳細《しやうさい》な挿繪《さしゑ》の助《たす》けをかりなければ理解《りかい》出來《でき》ない箇所《かしよ》があつても、挿繪《さしゑ》が入《い》れてなかつたり、入《い》れてあつても不鮮明《ふせんめい》でわかり惡《にく》いことが多《おほ》く、又《また》講義《かうぎ》もむづかしい醫學上《いがくじやう》の術語《じゆつご》などをそのまゝ盛《さか》んに使《つか》つて到底《たうてい》初學《しよがく》の人《ひと》には理解《りかい》出來《でき》なかつたものですが、本校講義錄《ほんかうかうぎろく》は、これ等《ら》の弊害《へいがい》を一掃《いつさう》して、鮮明《せんめい》な挿繪《さしゑ》を不必要《ふひつえう》と思《おも》へるくらゐ澤山《たくさん》入《い》れ、講義《かうぎ》の言葉《ことば》使《つか》ひなども出來《でき》るだけやさしくし、どうしてもやさしく出來《でき》ない言葉《こと》は別《べつ》にくわしく説明《せつめい》して徹底的《てつていてき》にわからせるやうにしてあります。又《また》最新式《さいしんしき》の三段式《だんしき》教授法《けうじゆはふ》によつて、講義《かうぎ》と並行《へいかう》して今《いま》までに行《おこな》はれた實際《じつさい》試驗問題《しけんもんだい》を掲《かゝ》げ、試驗《しけん》に大切《たいせつ》な箇所《かしよ》を知《し》らせると共《とも》にみなさんの實力《じつりよく》を自分《じぶん》で試《ため》すやうに隅《すみ》から隅《すみ》まで細心《さいしん》の注意《ちうい》が拂《はら》つてあります。本校講義錄《ほんかうかうぎろく》によれば決《けつ》して不合格《ふがふかく》になる心配《しんぱい》はありません。ですから安心《あんしん》して本校《ほんかう》へ御入學《ごにふがく》なさい。

醫學博士　横森賢三先生

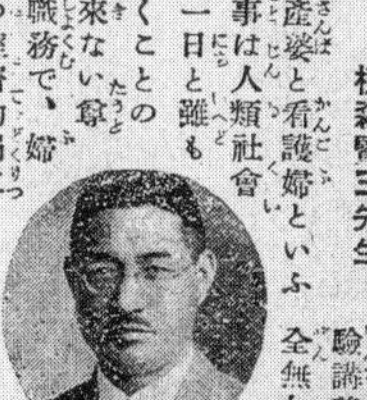

産婆《さんば》と看護婦《かんごふ》といふ仕事《しごと》は人類《じんるい》社會《しやくわい》に一日と雖《いへど》も欠《か》くことの出來《でき》ない尊《たつと》い職務《しよくむ》で、婦人《ふじん》の經濟的《けいざいてき》獨立《どくりつ》が希望《きばう》されてゐる現代《げんだい》に婦人の誰《たれ》でもが志望《しばう》すべき職業《しよくげふ》であります。幸《さいは》ひに「産婆看護婦《さんばかんごふ》受驗講義錄《じゆけんかうぎろく》」のやうに完全無欠の受驗《じゆけん》用獨習書《どくしふしよ》の出《で》たことは何と言《い》つても先づ婦人《ふじん》であるみなさんのために喜《よろこ》ばしいことであります。一人《ひとり》でも多《おほ》くこの講義錄《かうぎろく》に付《つ》て免許《めんきよ》を得《え》られる事《こと》を望みます

図2　「大学出の男子も及ばぬ！産婆・看護婦の収入！婦人だけに與へられた天職」

れやすかった可能性がある。つまり派出看護婦は、その労働のあり方ゆえに、より働きたい、もしくは、働く時間をセーブしたいといった自由な意思決定が、病院の看護婦に比べると、できた可能性があるということだ。

それゆえ病院の看護婦と派出看護婦を収入で比較した場合、統計上の数値は、病院の看護婦が派出看護婦を上回る場合があったが、その差は統計で確認されるよりも小さかった可能性が高い。

(2)　派出看護婦会経営で「問題」とされたこと

一九一〇年代から一九二〇年代にかけての『読売新聞』に掲載された「看護婦会」に言及した記事の内容を分析してみると、一九一〇年代後半に派出看護婦の需要が急増しはじめ、それとともに生じた派出看護婦会数の増加による全体的な質の低下を招き、一九二〇年に「看護婦会取締規則」ができたものの、一九二〇年代は一九一〇年代に比して派出看護婦会の「問題性」がより浮き彫りになっていったというストーリーが確認される。

たとえば、一九二一年と一九二三年には、無資格の見習看護婦を一等および二等として派出し利益を得た会長を取り締まったという記事があり[27]、一九二七年には、四三歳の鎌倉の派出看護婦会会長の取り調べの記事が掲載されている。これによると、秋田県出身の一六歳の見習看護婦は、郷里の巡査の紹介で、学校へ行けるという約束で会にやってきて九ヵ月になるが、いまだ学校へは行けていない。お金は小遣いを三円くれたのみで、毎日、一円八〇銭で、患者に派出されている状態である。困った見習看護婦が故郷に帰ろうとすると、食料代を二一〇円払わないことには帰さないと言われたという内容である[28]。また逆に、このような問題を受けて、見習看護婦が置かれている状況を改善するために新しい派出看護婦会を立ち上げた者[29]、本所柳橋付近の産婆看護婦十数名が保険、貯蓄、教育をかかげて労働条件の改善に動いた者もいた[30]。

(3) 社会の「暗部」と捉えられた看護婦会

では、派出看護婦会の経営はなぜ「問題」だと捉えられていたのだろうか。まずは一九一九年に出版された『無産階級の生活百態』という書物を紹介しよう[31]。

この本は一九一九年当時の社会政策への関心の高まりを受けた「社会の裏面研究[32]」として書かれたものであるが、その一つに、「看護婦会」が選ばれている。同書では、男性の立場から女性に対する偏見が加わった目線で看護婦会の「内実」が語られている。では、派出看護婦会の経営が、どのように語られていたのだろうか。

まず、女性は年頃になると、「人妻となるのが女一人前である」が、それをせずに、「病人の世話看護」に身を委ねており、「人間の本能性に少しく反している」。つまり、人妻になれない「容貌のあまり香ばしくない御連中」が、親のすねをいつまでもかじれないから、産婆や看護婦になっていると述べている。ところが昨今は、「堂々たる容貌を備えた女が増加してきた」。その理由は、「お金になるから」であった[33]。「お金になる」という記述の背景には、スペイン風邪の流行により、この時期に看護料が二割に上がって、三等看護婦に一円支給されたという事象があった。このような状況下にあって、看護婦志願者は、「算盤をはじいて、工場通いよりはましだ[34]」と判断したという。

さらに、同書では、見習看護婦の実態が詳しく述べられている。まず、筆者は、「すべての看護婦会でそうだとはいわない」としながらも、何ら素養のない婦人を見習い生として自宅に泊め、一二ヵ月は女中代わりに使用し、看護学を型ばかり教えるとある。そして、彼女らは、氷嚢の使用法、体温の取り方、病床日誌の記入法、脈拍の取り方、呼吸の測定法を一通り教えられた後、患者の家庭に三等看護婦として派遣される[35]。次に、三等看護婦として派出された見習看護婦は、派出後約一ヵ月は、月三円ほどの小遣いを除き、彼女等の稼ぎはすべて派出看護婦会に納めなければならなかった。そして会長は、彼女等が免許を取得すると、患家から取得した金額の一割五分から二割を徴収した。最後に、「淫猥行為を強いる」として、看護婦会という看板は掲げてあるものの、患家において、たとえば、「奥様が病気だとか、又産をするために三週間ばかり雇われていくその間に、金銭のありそうな家と見れば、会の方でも頻りと、旦那に春情を煽るようにせよと強いる者もあった」とある。[36]

同じく一九一九年に出版された『裏面の東京』という書物もある。[37]同書は潜入ルポタージュであり、一九一三年の二月八日と九日の二日間、東京の日本橋区の派出看護婦会事務員見習いとして勤務し、派出看護婦会の経営の内実、派出看護婦会所属の看護婦との会話の一部を紹介している。このルポルタージュにはここに勤務する女性たる派出看護婦と男性の色事にまつわる話題が少なからず記載されている。派出看護婦のありようがこのような色眼鏡で語られることの意味は考察しなければならない論点の一つであるが、ここでは派出看護婦会の経営に関する説明に焦点をあてる。

まず、看護婦会の会長である人物は、二〇歳前から看護婦として働き今にいたる五三、四歳の人物であった。事務員は、会長と同年輩くらいで、三〇歳までは見習看護婦をしていたものの看護婦試験に落第し続けた経歴を持つ。[38]

まずは、夕刊新聞に掲載する広告の作成について述べられている。潜入した記者は「見習生募集」と記した広告を作成した。しかし、広告の目的は看護婦および見習看護婦募集ではなく、派出看護婦会の存在を世間に知らしめるためであったと評している。特に、海岸や温泉地など僻地にある呼吸器病専門の病院は、常に看護婦不足に悩まされていた。したがって、新聞広告を見た各病院は、看護婦補充のために、派出看護婦会に連絡をとってくる。ただし、看護婦免許を有する者は日当が高いし、自由に帰郷してしまう恐れがあるため、病院は派出看護婦会に看護婦ではなく見習看護婦を要求してくる傾向があった。そして病院から派出看護婦会には一ヵ月手当として一〇円から一五円が送金されてくる。このうち二、三円は「書籍購入費および小遣銭」という名目で見習看護婦に支給され、会長は残額すべてを「横領する」と表現されている。さらに、筆者が潜入した看護婦会の規則が掲載されている。そのうち、金銭に関係するものは次のとおりであった。(39)

第十四條　会員は病気其の他の用心として日当金一円に付金五銭宛の積立金を為す。右積立金は満三ヵ年勤続後退会の節に還付するものとす

第十八條　本会員の看護日当金は左の如く之を定む。

普通病

甲一等　金壹円　一等　金八十銭　二等　金七十銭　三等　金五十銭　助手　金四十銭

伝染病

甲一等　金壹円廿銭　一等　金壹円　二等　金九十銭　三等　金七十銭　助手　金六十銭

さらに、派出看護婦会は会員から派出日当の三割を徴収し、看護に要する器具、寄宿費用、湯銭から髪結銭まですべて自腹で、派出看護婦会によっては病院開業医等への「運動費」と称して、看護婦一人につき、一ヵ月一円を没収する場合もあった。(40)

この筆者が派出看護婦会に滞在していた折には、会員六三名中五六名が個人宅もしくは病院に派出されていた。これら看護婦はすべて二階で寄宿していたが、看護婦の需要が最も少ない一〇月末から一一月でも残っている看護婦は二〇名以下であった。(41)同会に所属している看護婦は三〇歳前後が最も多かった。出払っている看護婦が多い場合は、三等看護婦として見習看護婦を派出したり、二等を一等として派出したり様々であった。これに反して、都合上、甲一等の者を一等として派出せざるをえない場合も稀にあった。(42)

このように、規則によって派出される看護婦の等級は決まっていたものの、その決定方法は派出看護婦会の裁量によるところが大きかった実態が浮き彫りになった。

(4)　官僚から見た派出看護婦会

戦前に内務省および警視庁の官僚であった川村貞四郎は、一九三三年に出版した自著のなかで、当時の「看護婦の素質の改善向上」と「看護婦会の悪弊の矯正」を指摘した。看護婦資格および派出看護婦会の問題点とその背景を指摘し、第一に、指定学校講習所およびその卒業生の素質を改善し、第二に、試験方法を改善し、第三に、看護婦会を取り締まったと述べている。以下ではその中身を検討しよう[43]。

まず、これらの改善をおこなうにいたった背景は、以下のように語られている。当時の看護婦需要の増加が養成機関の営利追求のための「粗製濫造」を生んでいる。それゆえ、看護婦は自己修養を怠り、学術技能を高めようともせず、結果、虚栄的、外見的形式的になり、ついには女中程度にまで落ちているとした。さらには、この時期に急増していた家庭の仕事において「万事に役立つ」資格職ではない派出婦と技能が未熟な看護婦の差別化もはかりにくいとした。

そのうえで、具体的な改善点は以下のように語られる。

第一は、指定看護婦養成所卒業生の取り扱いである。これら卒業生は無試験で看護婦免許を取得できた。しかも、彼女らはほぼ自動的に所属の病院で働けるため、技能修練を怠ってしまっている。このような場合、何が問題として起こるかということについて、川村は興味深い指摘をしている。

彼等が病院学校等に於て、医師又は先輩指導の下に働く間は之（筆者注：記述中の「常識を欠き世間に慣れず看護の実際に疎き傾」を指す）を責めんとはなさざるも、一度社会に出て単独にて一等看護婦なりしとて民家に派出せられるるときを思えば、其の危険は甚だしきものあるを看取したから

この発言から、川村が看護婦の「病院」から「家庭」へというキャリアパスを想定していたということ、一人で家庭を訪問し専門的な知識を生かせる看護婦像を描き、そのための改革方法を考えていたことがわかる。川村が示した改革の中身は、第一に指定看護婦養成所に対して、免許申請の際に学術技能考査の実施と成績が悪い者に対する再講習を求めたこと、第二に指定養成所の進級および卒業試験の採点方法と合格標準を警視庁施行試験に統一することを求めたこと、第三に「形式的修学局部的実習」から「普遍的実用的教育」への移行であった。

次に、川村は受験生全員に学術および実地試験を実施し、特に実地試験については「単独にて具体的に事実に遭遇するも周章狼狽するが如き醜態を演ずることなき様」[44]にしたとしている。さらに、従来試験問題は、「各試験委員が勝手に之を選定し、問題の重複又は偏倚」があったが、委員長がこれをチェックすることにした。こうすることで試験問題の漏洩を防ぎ、知能技能の普遍性を精査でき、「学力と実地での材能との円満なる発達」[45]を期待でき、患者の便益が向上すると述べた。

さらに川村は派出看護婦会について、「職業婦人たる看護婦を収容し、且つ之を養成して社会の需要に対する重要なる供給機関」と位置づけている。ところが、派出看護婦会の経営には「悪評」と「弊害」がつきまとうとしている。これらを改善するために、第一に、派出看護婦会で構成された組合活動において、派出看護婦会会長の配偶者またはその他の男性が総会を「惑乱」し「威迫」し、「組合事業費を物見遊山に費消し」「看護婦の救済を放擲」[46]しているので、看護婦会長の会合決議には男性の委任代理権を認めないようにし、「正当たる組合の発達」を図った。第二に、見習看護婦の単独派出を厳禁し、さらには、看護婦の等級を偽って派出し、不当な料金を得ることのないようにした。

ここで「等級」選定の過程で生じたことをつけ加えておきたい。派出看護婦が提供するケアサービスの代金を決める構成要素のうち、しばしば、「等級」をどうするかが問題になった。なぜなら、等級決定には、規定はあるものの、病院長や派出看護婦会会長が本人の人物技能を考えて、任意で認定することが多かったからである。(47) その過程には、時に、裁量が働いた。一九一七年の新聞紙上には、東京の某派出看護婦会に属している地方での看護婦からの投書が掲載されている。(48) これによると、たとえばある派出看護婦会では、会に所属する准看護婦が、より多くの収入を得たいがために一等看護婦としての派遣を会長に迫った。そしてもしそれに応じなければ別の派出看護婦会に移ると迫った。さらに、ある会長は、見習看護婦に等級をつけて派出することをとおして、「不当な」利益を得ていたとある。

このように派出看護婦会の利益のあげ方が「不当」であったという言説は、同時代的によく見られる。ただし、看護婦の「等級」が、派出看護婦会の経営を円滑に機能させるために必要な収入の多寡に大きく影響していた可能性があること、看護サービスの性格上、その「等級」の上下の客観的基準が作りにくく、かつ、第三者による確たる等級の上下の判定が困難であることをふまえると、このようなことがおこっても不思議ではない。

派出看護婦会は、会に所属する看護婦および見習看護婦に対する救済資金として毎月一円の積立てを義務づけている。しかしながら、このような積立て資金は派出看護婦会の会長によって横領されたりするなど不適切な処理が認められたので、これらのチェック機能を強化するというものであった。

四　派出看護婦を脅かした派出婦

東京府において、派出看護婦会数については目立った減少は見られないと述べた。しかしながら、そこに所属しており日本の看護婦の一タイプとして大きな位置を占めていた派出看護婦は一九三〇年代に入り次第にその数を減らしはじめた。

その大きな要因は競争相手たる派出婦の登場にあった。派出婦会の設立が初めて伝えられたのは一九一八年九月六日付けの『婦女新聞』であった。[49] そして、一九二〇年代から一九三〇年代におこなわれた派出婦に関する調査によると、派出婦の仕事の一つに、「病産婦付添婦」という役割があったことがわかる。たとえば、東京市は、この「病産婦付添婦」を日給一円三〇銭から一円五〇銭と定めた。[50] つまり、患者に対して、何をおこなうかは不問に付して、文字通りに「付き添う」という意味で、派出婦は派出看護婦と同じような役割を担う者として社会に紹介された。

この派出婦は派出看護婦のテリトリーを速いスピードで脅かしていった。まず、一九三五年七月には、内務省が「準」看護婦の設定を発表した。[51]「派出看護婦」として派遣される者のなかに、無資格の派出婦に近い身分の者たる「準看護婦」を新たに設定することによって、患者が派出看護婦を雇用する際に支払う料金を引き下げ、医療費の軽減につなげようというものであった。このような制度設定にふみきった背景には、患者が正規の看護婦ではなく派出婦であっても看護の任務を果たしているとみなしたという事情もあった。この「準看護婦」は、通常の看護婦であれば一年間の実習を要するところ、三ヵ月間にまで短縮し、「準看護婦」としての認定を与えて、期間が短い代わりに、患者が一日八〇銭で雇えるようにしようというものであった。このように、新たに出現した資格を要しない派出婦が資格を要する派出看護婦と同様に見える仕事をより安い料金でおこなうことによって、派出看護婦の患者からの需要は脅かされ、派出看護婦の職務内容についても低く評価されるようになっていった。そして、派出看護婦が準看護婦に仕事をとられないようにするための処置として、一九三五年九月、東京にある派出看護婦会は一斉に看護料の値下げをした。[52]

一九四一年四月になると、戦時救護希望者が急増したことにも影響を受けて、派出看護婦を志望する者が激減した。たとえば、約一千人を収容できる神田某看護婦学校では深刻な定員割れをおこしていた。[53]しかも、同じ一九四一年に、派出婦の等級には看護婦のような厳しい取り締まりがこの時点で設けられていなかったことから、むしろ派出婦の方が派出看護婦より「儲かる仕事」になっていると指摘された。結果、女給、女中、看護婦から派出婦に転職する者もいて、東京には一九三八年七月の六倍にあたる一万五〇〇〇人の派出婦がいたとある。[54]

このように、患者の金銭的負担を減らすという命題のもと、派出看護婦の看護料は、名目上、より料金が安いとされた派出婦のそれとの差を縮めるという形で、下がった。この流れと一九四〇年代前半の戦局の悪化を原因として、看護婦資格を持つ者にとっての派出看護婦という仕事の魅力が低下し、志望者数も減らす結果となってしまった。

第二次世界大戦後、ＧＨＱの看護改革により、従来の派出看護婦会は、制度上存続できなくなった。しかしながら、一九四八年二月に改正された職業安定法により、看護婦や助産婦の有料の紹介事業が再び可能になった。以降、看護婦を病院に派出するという形態は、一九五一年に有料職業紹介事業に「家政婦」が加わるという戦前に類する傾向をたどりつつも、一九九五年に付き添い看護が解消されるまでは、細々と継続した。[55]

五　派出看護婦会および派出看護婦は否定されるべき存在か？

一九二〇年代における伝染病の流行や都市を中心とした病院における入院患者の増加は、派出看護婦の需要を押し上げる結果となり、派出看護婦会は、その数を増やしていった。しかしながら患者と看護婦間の情報の非対称性を利用した「悪どい」と表現されるところの利潤の追求を貪欲におこなった主体もあった。この問題は社会で広くとりあ

げられ、かつ先行研究でも批判的に検証されてきた。(56)

しかしながら、派出看護婦は、特に、一九二〇年代から一九三〇年代にかけて急激に患者数を増やし、東京府に代表される大都市に集中しつつあった病院で、特に目が離せない病気にかかった重症患者たる入院患者に付き添う看護婦として社会に許容された存在であった。そして、派出看護婦は、病院での医療サービスおよび看護サービス需要が所得および地理的制約により難しかった患者にとって、もしくは、オプショナルの医療・看護サービスを購入できうる富裕層の患者にとって、家庭の患者を看護する職業でもあった。派出看護婦の歴史は、かつての日本社会で、なぜ患者もしくは医療の場で求められていたのかという分析視角を持って、検証されるべきである。そして、そこから得られた知見をもとに、どのような属性を持つ派出看護婦がどのように働いていたのかについても史料を探しつつより深く実証する必要がある。

そして、派出看護婦会は、女性の経済的自立が難しい社会のなかで、看護婦資格を持ち数年間のキャリアを積んだいわゆるベテラン看護婦たる女性によって経営された一事業体であった。看護婦資格を持つ派出看護婦会の会長は、そこで雇用する看護婦を食べさせるために、どうすれば収入を増加させることができるかを常に考える必要があった。派出看護婦会の会長は、一経営者として、会の存続の方法を模索しなければならない立場にあった。派出看護婦会の経営の困難さを物語る資料は少ないが、ある派出看護婦会会長の投稿記事をここで紹介したい。この会長は、看護婦からの二割の手数料をとるのは不当であるという主張に対して、手数料が高すぎるという批判は多いが、このお金は派出先の獲得と看護婦の募集に要する費用で消えてしまうと反論した。しかも、普通病院へ派出看護婦を紹介する料金は割引を迫られ、看護婦の過失は派出看護婦会からの支払いになるとも主張した。そして、このような費用からさらに家賃、電燈代、水道料、ガス代、電話料金等を支払うと、ほとんど利益は出ないと力説している。(57)

この会長の言い分が全面的に正しいかどうかの判断はできないが、派出看護婦会の会長は、この当時少なからずあった患者の需要に応えようとする状況下にあって、派出看護婦会の経営体としての存続と看護婦のスムーズな供給を両立させるという難しい課題を解決する必要性があった。常識的には、「あまねくすべての」派出看護婦会の会長が、等級を不当にごまかした経営をおこなっていた「不届き者」とは考えにくい。派出看護婦会の会長は、時にそのやり口に問題はあったとはいえ、知恵を絞って会を運営する使命を帯びた「一家の主人《あるじ》」であったという視点を持つべきだ。そのうえで、派出看護婦会を一経営体として捉え、その経営の中身が実際にいかなるものであったのかをより深く研究できうる史料の発掘が求められる。

注

(1) 前田一（一九二九）『職業婦人物語』東洋経済出版部、二三八〜二三九頁。
(2) ルーブル社出版部編（一九二二）『大日本人物名鑑（巻四の一）』ルーブル社出版部。
(3) 大関チカ（一九一七）『派出看護婦心得』大関看護婦会。
(4) 看護史研究会編（代表執筆　遠藤恵美子）（一九八三）『派出看護婦の歴史』（勁草―医療・福祉シリーズ〈17〉）勁草書房は、派出看護婦の働き方を知るうえで貴重な書物である。
(5) 工藤鉄男（一九〇一）『日本東京医事通覧』日本医事通覧発行所。
(6) 大日本看護婦協会代表者柘植あい（一九三〇）『関東震災殉難記』文越堂活版部。
(7) 国鏡社編（一九〇二）『立身到富信用公録』国鏡社、一一頁。
(8) 同右、一一頁。
(9) 同右、一五頁。
(10) 同右、一二頁。
(11) 「東京の女　四十九　赤十字看護婦　十字看護婦会長錦織梅子」『朝日新聞』東京版朝刊、一九〇九年一〇月二一日。
(12) 鬼塚己芳（一九二三）『全国各府県別　看護婦会銘鑑』鬼塚己芳出版部。

(13) 東京大学医学部附属病院看護部看護史委員会（一九九一）『看護のあゆみ―明治・大正・昭和を通して』東京大学医学部附属病院看護部、一〇〇頁

(14) 東京市本郷区編（一九三二）『本郷区勢要覧』東京市本郷区、一〇一頁。

(15) 鈴木晃仁（二〇〇八）「治療の社会史的考察」川越修・鈴木晃仁編『分別される生命』法政大学出版局所収、一五九頁。

(16) 鈴木梅四郎監修（一九三五）『創立第二十五周年記念　社団法人実費診療所の歴史と事業』社団法人実費診療所、一二九頁。

(17) 深海豊二（一九一九）『無産階級の生活百態』製英社出版部、二五一頁。

(18) 大日本看護婦協会代表者柘植あい（一九二五）『産婆看護婦関東震災殉難記』関東震災殉難記刊行所。

(19) 樫村平吉編（一九一〇）『東京医療案内』暁声社、一四〇頁。

(20) 同右、一五〇頁。

(21) 「衛生地と看護婦」『朝日新聞』東京版朝刊、一九〇六年一二月九日。

(22) 『読売新聞』朝刊、一九一九年七月二九日。

(23) 永島剛（二〇〇五）「感染症統計に見る都市の生活環境―大正期東京の腸チフスを事例として」、『三田学会雑誌』九七巻四号。

(24) 『読売新聞』朝刊、一九一九年一月二九日および一九二一年二月一八日。

(25) 前田（一九二九）、前掲書、二三九頁。

(26) 同右、二四〇～二四一頁。

(27) 「不正看護婦会を取り締まる」『読売新聞』東京版、一九二一年二月二三日、「伝染病と共に不正看護婦会も殖えた　組合でも警戒」『読売新聞』東京版、一九二三年八月一八日。

(28) 「鬼のような看護婦会長　賃金を巻上げ食料代を貪る／鎌倉」『読売新聞』東京版朝刊、一九二七年八月二七日。

(29) 「惨めな見習看護婦の境遇に同情して理想看護婦会を設けた木村あや子さん」『読売新聞』東京版朝刊、一九二三年七月一六日。

(30) 「新らしい看護婦会　慾に目のない看護婦会に対しめざめた看護婦の自治的な結晶」『読売新聞』東京版朝刊、一九二五年

三月三一日。

(31) 深海（一九一九）、前掲書、二～三頁。
(32) 同右、一頁。
(33) 同右、二五〇～二五一頁。
(34) 同右、二五二頁。
(35) 同右、二五四頁。
(36) 同右、二五六頁。
(37) 知久桟雲峡雨（一九一九）『裏面の東京』義生堂。
(38) 同右、五四～五五頁。
(39) 同右、五九頁。
(40) 同右、六一頁。
(41) 同右、六四頁。
(42) 同右、七二～七三頁。
(43) 川村貞四郎（一九三三）『官界の表裏』川村貞四郎、二九二～二九五頁。
(44) 同右、二九四頁。
(45) 同右。
(46) 同右、二九五頁。
(47) 東京職業研究所編（一九二三）『現代生活職業の研究』東京職業研究所。
(48) 『読売新聞』東京版朝刊、一九一七年五月五日。
(49) 清水美知子（二〇〇三）「「派出婦」の登場―両大戦間期における〈女中〉イメージの変容」『関西国際大学研究紀要』第四号、一四〇頁。なお、清水美知子（二〇〇四）『〈女中〉イメージの家庭文化史』世界思想社も参照。
(50) 清水（二〇〇三）、一四四頁。
(51) 「準がつくだけで安上がりの看護婦　家政婦に短期講習を授けて　病人へ福音　内務省で新制度」『朝日新聞』東京版夕刊、

一九三五年七月二三日。
（52）「看護婦料金値下に衛生局乗り出す」『朝日新聞』東京版朝刊、一九三五年九月二六日。
（53）「派出看護婦のひでり　家政婦並みにと待遇改善陳情」『朝日新聞』東京版朝刊、一九四一年四月八日。
（54）「引張凧の派出婦　質低下に取締強化」『朝日新聞』東京版朝刊、一九四一年七月二〇日。
（55）日本看護歴史学会編（二〇一四）『日本の看護のあゆみ—歴史をつくるあなたへ』日本看護協会出版部、一三四頁。
（56）遠藤恵美子（一九八三）『派出看護婦の歴史』勁草書房、高橋政子（一九七六）「明治期の派出看護について」『医学史研究』第四七巻、一二八頁～一三六頁。
（57）「［読者眼］看護婦会長の立場」『読売新聞』東京版朝刊、一九四〇年九月八日。

第4章　病院で働く看護婦

第二次世界大戦前は、大きく分けて四つのタイプの「病院で働き看護サービスを提供していた者」がいた。(1)

第一は、病院附属の養成所の生徒であった。彼女たちは、実習をするために病院で働いていたいわゆる「見習看護婦」であった。

第二は、指定看護婦養成所を卒業し無試験で資格を取得し、その後、引き続きその病院で働いているという意味での「病院で働く看護婦」であった。

第三は、指定看護婦養成所以外の養成所を卒業し試験を受験し資格を取得し、私立病院に多く見られた「病院で働く看護婦」であった。

第四は、派出看護婦会に所属しながら資格を取得し、派出看護婦会から派出された第3章で紹介した「派出看護婦」であった。

このように「病院で働く看護婦」は複雑な構造を持っていた。本章では、これら看護婦のうち、第四のタイプ以外の、一定年数病院で雇用されていた「看護婦」の職務内容と待遇を示していく。

一　指定看護婦養成所の存在

まず、どのような設立主体でどこに位置していた病院が指定看護婦養成所を持っていたのだろうか。

一九二七年の調査によると、全国一五一ヵ所あった指定看護婦養成所のうち、東京府は一九件、大阪府は一四件であり、他都道府県に比して圧倒的に多かった。指定看護婦養成所を持っている病院の設立主体を見てみると、「私立」の看護婦養成所数が最も多く、「日本赤十字社」「市町村立病院」「府立県立病院」「大学病院」が続いた。ちなみに、東京府の場合、指定看護婦養成所の卒業生を多く出した養成所は、東京帝国大学医科大学附属医院の七〇三名で、卒業後の義務年限は二年、日本赤十字社病院救護看護部の六一四名で義務年限は一二年であった。対して、大阪府の場合は、私立緒方病院看護婦養成所の二三二四名で義務年限は本科が二年、別科が一年、続いて、府立医科大学附属看護婦養成所の八三八名、義務年限一年六ヵ月がこれに続いた(2)。

指定看護婦養成所の出願資格は聖路加を除いて「高等小学校卒業程度」で「三〇歳以下」、修業年限は「二年間」、入学金は「貸費」が一般的であった。

指定看護婦養成所に入学した者は、同所で看護に関係する学術を学び、病院で実習した。そして、卒業資格を与えられた場合、無試験で免許を取得できた。その後、指定看護婦養成所を卒業した看護婦は、少なくとも「義務年限」の期間については、附属病院で働いた。

二　病院で働く看護婦の人数

(1)　東　京　府

一九二七年発行の『職業婦人調査』に、内務省衛生年報から引用した一九一一年から一九二五年までの全国の正看護婦と准看護婦を加えた「看護婦数」の推移と、一九二六年一〇月末現在の道府県別および所属別看護婦数の詳細が記載されている。これによると、一年ごとに一〇〇〇人から二〇〇〇人単位で「看護婦数」は増加し続けており、一九二六年には約四万四〇〇〇人となった。(3)そして道府県別看護婦数については、一貫して東京府が最も多く、次いで大阪府となっていた。このような構造になっている理由は、この時期に病院の大都市集中が進み、かつ、病床数が増加したことにより、「看護婦」の総数が増加したからである。

そこで、以下では、全国で最も多かった東京府の看護婦数を確認しておく（表9）。内務省令「看護婦規則」以降の正看護婦数と准看護婦数の推移を見てみると、一九二〇年代から三〇年代にかけて、正看護婦数の伸びが目立って大きかったことがわかる。また、先の『職業婦人調査』によると、一九二六年の東京府の病院および医院で働いていた正看護婦数は二〇一〇名、准看護婦数は二二七名、見習看護婦数は三〇五〇名であった。(4)つまり、病院や医院では、「資格保持者たる正看護婦」の数より、学生で資格を持っていない「見習看護婦」の数が多かったことが確認できる。しかも、「看護婦会で働く正看護婦」数は四一一二名で、「病院や医院で働く正看護婦」数を凌駕していた。つまり、「病院や医院」では、数で計ると資格を持たない「見習看護婦」が大きな役割を果たしていたということである。

また、『警視庁統計書』によると、一九二六年には、私立病院二七三四人および官公立病院二二九〇人の「看護人」なる者がいた。「看護人」とは、「病院で患者の看護を担っていた者」を意味すると推測されるが、たとえば、帝国大学医学部附属病院には三五六名、慶應義塾大学病院には二六三名所属しており、[5] 数の確認が可能な一九三二年にいたるまで、一貫して両病院に所属する「看護人」が他の病院に比して多かった。つまり、看護を担う者たる「看護人」は、東京府にあった病院のうち、病床数が極端に多い大学病院により多くいたということはわかる。

(2) 山　形　県

東京府の看護婦分布の特徴を見るうえでの比較対象として、大都市圏以外である山形県の事例も紹介しておこう。山形県の公私立病院に勤務する看護婦の数は特に一九三〇年代における伸びが大きかった。

表9　東京府の正看護婦および准看護婦数（1917年〜1935年）

西暦	正看護婦	准看護婦
	（人）	（人）
1917	3,388	3,743
1918	4,102	4,014
1919	4,946	4,352
1920	4,578	2,392
1921	4,745	2,330
1922	5,353	2,017
1923	5,600	1,280
1924	5,440	1,031
1925	7,064	1,172
1926	7,853	1,056
1927	8,643	929
1928	9,725	875
1929	10,375	727
1930	13,243	798
1931	15,660	784
1932	17,228	784
1933	19,576	727
1934	21,582	741
1935	20,109	498

出所：東京府編（1937）『東京府史 行政篇　第6巻』東京府，903頁（1917〜1932年），東京府編（1940）『東京府統計書　昭和10年』東京府，965頁（1933〜1935年）.

では各病院でどのような人数構成で看護婦が働いていたのか。第一に、一九二七年については「公私立普通病院」計一二ヵ所の病院の看護婦数、生徒数、見習看護婦数が確認できる。これによると、看護婦数および生徒・見習看護婦数は、公私立病院全体では一一七名および一三七名であり、山形市立病院済生館には二四名および四一名、私立至誠堂病院には二一名および三四名、鶴岡市立庄内病院には二一名および一五名であった。[6] 生徒はすべて「貸費生」であり、義務年限はいずれも「一年間」であった。また一九三七年のデータを見てみても、市立済生会病院、私立至誠堂病院、市立庄内病院、私立篠田病院の看護婦数が七三名、四一名、二六名、一五名であり、他の病院に比して多かった。ちなみに、山形県内には一九一七年に山形市立病院済生館看護婦養成所、一九一九年には至誠堂病院看護婦養成所、一九二〇年には三友堂看護婦養成所、一九二一年には庄内病院看護婦養成所が設立され、同所の学生および卒業生を病院で雇用していた。

このように山形県もまた指定看護婦養成所を持つ一部の官公立病院の看護婦集中という東京府と同様の構造を持っていた。

ただし、東京府と異なる特徴は、准看護婦の多さであった。ここで指し示す准看護婦とは、一九一五年に制定された内務省令看護婦規則の附則に規定された准看護婦を意味し、履歴審査のみで与えられる資格であった。[7] 現在においても、看護婦資格を持つ者の大都市への集中傾向が見られるが、この時期にも、「大都市以外の地域における資格を持っている正看護婦の不足」という状況があって、それを補う存在としての「准看護婦」という構造があったといえる。

三　病院で働いていた看護婦の職務内容

看護婦の職務内容は、働く病院によって、異なっていたため、定型化はできない。そのことを表明したうえで、ここでは、一事例として、一九一二年発売の『看護婦生活』の内容を踏まえ、病院看護婦の職務内容の一例を紹介しよう。この事例を紹介した理由は、見習と有資格者別、そして、患者の症状別の職務内容の違いがわかるからである。「見習看護婦の仕事」「一人前の看護婦」「看護婦の種類」「軽症患者附添一日の仕事」「重症患者附添一日の勤務」が示された。
「見習看護婦」は、部屋や廊下の掃除、薬の小間違など、「下女のやうな仕事」を二、三日から一週間したあと、専任看護婦に従って、看護の模様を見習った。[8]
「資格を取得した看護婦」は、婦長、部屋看護婦、附添看護婦に分かれた。婦長は、「一病院全体の看護婦の取締役」であって、長年の看護婦経験者、免状取得者、日本赤十字社の養成所を卒業した者が就任した。[9] 部屋看護婦は病院が選定した「附添看護婦を総括している人々」で、一病院に、四人ほどいて、定まった一室で看護事務を行った。彼女たちの主たる仕事は、朝夕二回の体温測定と附添看護婦の管理であった。[10]
「附添看護婦」がその他の看護婦であり、彼女らの仕事は、患者の症状により異なった。看護婦の職務内容は、職階のみならず、患者の症状の軽重によっても異なった。
患者が軽症であった場合は、朝の回診時に医師に病状を話すことで一日が始まり、便所や入浴などの生活援助に加えて、庭の散歩に付き添ったりもした。晩の回診になり、二二時か二三時に患者室を離れ、詰所で休むというローテーションであった。[11]
患者が重症であった場合の例として、脳膜炎患者が紹介されている。このケースでは、二四時間患者から目を離せないため、二人でシフトを組み、交替で看護をおこなった。この重症患者に対して、看護婦は、体温に常に注意を払い、顔を拭き、口中を掃除し、下の世話、食事援助、服薬、氷の取り換えなどもし、プラス、看護日誌をつけた。[12] 重症患者担当になったこの看護婦は、「泣きたい程つらいのを凝《じ》っと耐えて、何処までも患者の機嫌を取ってやる」ことが仕事であり、だからこそ、看護婦とは「慈愛の天職だ」と述べた。[13] 看護婦自身が職務内容の一つとして「忍耐」と「ご機嫌とり」を指摘しており、当時の病院で働く看護婦の心性を物語っている。

四　病院で働いていた看護婦の待遇

では、病院で働く看護婦は、どのような待遇であったのか。まず、病院で働く看護婦の賃金を他の女性が多く就業する職業のそれと比較することで、病院で働いていた看護婦の待遇を相対化する。

(1)　一九二六年に公表された調査

この職業婦人調査によると、職業婦人の平均賃金は月二五〜三五円で、教師は六〇円内外、タイピスト四五円、看護婦四〇円、交換手三五円となっている[14]。また看護婦の副収入として「手当」および「宿直料」という記載もある[15]。この数値のみで判断すると、当時の職業婦人として、看護婦の賃金は良くもなく悪くもなくという印象だ。

そこで、看護婦の賃金水準をより相対化するために、表10によって、資格を必要とした看護婦、小学校教員、女医、婦人薬剤師、助産婦、そして、女性が多く就業した事務員、タイピスト、特に派出看護婦と業務が競合した派出婦、そして女中の賃金を見ていこう。

給料に関するそのほか	人数（概算）
等級により賃金変化. 「給料が比較的多い」と記載.	33,000 人
—	61,500 人
1 年助手後，地方では月 100〜150 円.	800 人
「化粧品店や薬品店を開き薬局を持てる」と記載.	100 人
謝礼が 1 回につき，5〜20 円. 「信用さえできればかなりの収入」と記載.	30,000 人
—	46,700 人
高等女学校卒業の方が需要あり.	6,000 人
住み込みが基本.	—
「女中難はなかなか解消されそうにない」と記載.	—

89 頁.

表10　職業婦人の賃金比較（1926年）

職　種	学歴要件	給料詳細
看護婦	指定養成所卒 試験合格	月35〜90円（病院），月40円（派出看護婦）.
小学校教員	師範学校卒 （本科正教員）	初任給月45円（東京），長期勤務で月100円以上.
女　医	医専卒業	初任給月70円（東京），月30円（助手）. 開業医は月140〜150円，月400〜500円.
薬剤師	試験合格	初任給月50円（病院，製薬会社，衛生試験所）. 月30円（住み込み），薬局開業時，月150円.
助産婦	試験合格	月40〜50円（病院雇用）.
事務員	高等小学校卒	月20円前後から月40〜50円．25円前後の層が最も多い.
	高等女学校卒	月25円から月50〜60円．30〜40円の層が最も多い.
タイピスト	高等小学校以上	初任給月30〜40円（邦文），月40〜50円（欧文）
派出婦	不問	日給1〜5円，月9〜45円. 月23〜24円の層が最も多い.
女　中	不問	月12〜17円，最高20円.

注：「—」は記載がないことを意味する．
出所：主婦之友社編（1926）『現代婦人職業案内（主婦之友　婦人家庭叢書：第16篇）』主婦之友社，24〜

これを見る限り、第一に、女医と小学校教員は、他の職業に比して、学歴レヴェルが高いため、長く働き続けると、相対的に高い賃金を獲得できていたことがわかる。第二に、看護婦は、同じ学歴要件を持つ事務員や邦文タイピストと比較すると、初職の段階では、同水準の賃金であったことがわかる。第三に、病院の看護婦の賃金の他職種に対する目立った特徴は、三五円から九〇円と賃金に幅があったことである。このような賃金差の最も大きな要因は職階別賃金格差であった。職階別の賃金については、たとえば、東京市療養所では看護婦長は月平均九〇円に対して、看護婦は日給二円前後、東京市施療病院では看護婦長は月八〇円に対して、看護婦は日給一円余り、瀬川小児科病院では、看護婦長は月六五円、副婦長は月四五円、附添看護婦は月二五円であり[16]、年二回、一円から五円の昇給があった。[17] また、一般病院の場合、見習看護婦は月一五円から二〇円、正看護婦は月二五円から三〇円、主任は月四〇円から月六〇円、婦長は月六〇円から一〇〇円という数値が別の資料からも確認できる。[18] 職階以外の要因としては、設立主体、都市とそれ以外といった病院の立地などである。

(2)　一九二七年に公表された調査

この調査によると、第一に、病院および医院では、所属看護婦と同程度の人数の見習看護婦が働いていた。自前の養成で不足した場合、新聞および婦人雑誌の広告を用い、有資格者を募集した。また、病院ごとに同じ地方の者が集まる傾向があった。[19] 年齢は一七歳から二〇歳が中心で、他の職業婦人に同じく二五歳を境に激減した。大病院では特別の事情があった者や看護婦長であった者が四〇歳程度まで勤めているケースもあったが全体の一割にも満たず、特に小さな病院および医院では、極めて少数だった。

第二に、義務年限終了後に辞職する者が多く、仮に義務年限以降働くとしても、二、三年後に結婚年齢に達すると辞める者が多いとある。そして特に待遇が悪いとされていた施療病院で働いていた看護婦は、義務年限を含めた養成期間終了後、他の待遇の良い病院に移る、もしくは、看護婦会に再就職する者が多い傾向があると記された。[20]

第三に、一般的に正看護婦は半年ごと、見習看護婦は三ヵ月ごとに各科を回った。勤務時間については二つのパターンが示された。一つ目は、日勤として朝六時から午後四時まで病院五、六室を五、六人で受け持つというものであった。四、五日に一回の当直は、宵番と明番に分かれており、宵番は午後四時から夜一二時まで働き午後半日を休み、明番は午前〇時から午前六時まで働き次の日の午前半日を休んだ。[21] 二つ目は一棟を二人ペアで数班に分かれて受け持ち、夜は一人というものであった。朝六時から午後一時までおよび午後一時から午後六時の班、午後九時から翌朝七時までおよび同じ日の午後三時から九時、そして翌朝六時から午後三時の勤務というような変則的なものであった。仕事内容は、薬を与え、体温や脈拍を測り、病室をくまなく歩くというものであった。

第四に、看護婦の収入は、昨今、労働問題が取りざたされているにもかかわらず、「医者及病院の附属物として存する機械の如くに思われている観ある」看護婦に対する調査はなく、待遇改善の議論は出たことがないとしたうえで[22]、四つの病院の見習看護婦および正看護婦の賃金が比較されている。表11を見る限り、正看護婦の収入は月三〇円から三三円前後であること、病院によっては、昇給および賞与があったことがわかる。そして、正看護婦の収入額は、住居費も通勤費も不要ではあるものの、重労働という勤務の特性、二年から三年養成を受けているという資格職としての看護婦職業の特性をふまえ、「少なすぎる」と、調査者は捉えていた[23]。また派出看護婦会の正看護婦との比較において、この者たちが普通病看護で日給二円の収入があることをふまえると、見習看護婦が義務期間終了後すぐに派出看護婦会に職を求めるのは「無理もない」と記されていた[24]。

しかしながら一方で、一九三四年に示された調査では、病院の看護婦の賃金について、昇給は少ないが、給与額が安定している月給制度であることを評価している[25]。賃金が高いのか低いのかという判定は、判定する者、比較対象、看護婦自らの生活実態に影響されたといえる。

表11　看護婦の待遇

病院区分	見　習		（正）看護婦		
	日給	昇給(半年)	日給	昇給(半年)	賞与
A 病院	70 銭	5 銭	1 円	10銭〜15銭	1 ヵ月分
B 病院	80 銭	—	1 円	10 銭／1 年	—
C 病院	8 円／月	—	90銭以上	—	1 ヵ月分
D 病院	60 銭	—	33円／月	—	—

注：C 病院の看護婦長は月給 45 円，看護婦副長は月給 33 円とある。
出所：中央職業紹介事務局編（1927）『職業婦人調査　看護婦・産婆』中央職業紹介事務局，16 頁.

(3)　一九三五年に公表された調査

①調査対象の特徴

この調査は一九三三年一二月に実施された。[26] 対象病院は東京および大阪府の二〇ヵ所、京都、神奈川、兵庫、愛知、福岡の一〇ヵ所を含んだ計二八一ヵ所であった。[27] 調査対象の病院の看護婦数は一〇人以上三〇人未満の層が最も多く九五ヵ所であり、総体として、小規模な病院に勤務する看護婦が調査対象の中心であった。

次に、調査対象者は、看護婦が八九九六人、見習看護婦が四二八人であり、看護婦が中心の調査となっている。看護婦、見習看護婦を足し合わせた年齢層は、二〇歳未満が四一七六人、二〇歳以上が五二四八人となっている。

②勤務時間

この調査では、看護婦と見習看護婦別に勤務時間が確認できる。[28]

まず看護婦については、年齢を問わず、「全員八時間以上勤務するもの」が最も多く、全体の五一・〇％（八九九六人中四五八四人）であった。この傾向は見習看護婦も同様であった。

③休日回数

看護婦、見習看護婦それぞれの一ヵ月間の公休日数を見てみると、[29] 看護婦、見習看護婦ともに「一か月間の公休日数が四回以上」の層が四五・七％および八五・三％[30] で最も大きな層を占めていることがわかる。

なお、看護婦については、「一か月間の公休日数が二回以上」の層が二三・七％であったこと[31] から、看護婦の公休日数は、見習看護婦に比して、ばらつきがあると読める。

④給　料

給料額は、「免状アルモノ」たる看護婦と、「免状ナキモノ」たる見習看護婦をそれぞれ二八一人を抽出して調査している。[32]どの病院のどのような属性をもつ看護婦および見習看護婦を抽出しているのかについては不明であるが、免状のある無しによる賃金の比較ができる貴重な調査であるため、紹介したい。

まず、看護婦（免状アルモノ）の給料額は、平均二四・九九円であった。二〇円までが六一人で二一・七％、三〇円までが一〇八人で三八・四％、四〇円までが六五人で二三・一％であった。対して見習看護婦（免状ナキモノ）の給料額は平均一一・五六円で、一〇円までが一二二人で四三・四％、二〇円までが一一一人で三九・五％であった。

これらデータを総合すると、第一に、看護婦の給料は見習看護婦に比して、その額がより広い範囲に分散していることがわかる。この事実は、看護婦には見習看護婦にはない職階による賃金上昇があることを物語っていると推測できる。第二に、看護婦と見習看護婦の給料の格差は大きかったことが確認された。しかし一方で、勤務時間については目立った違いは両者で見られず、休日日数は、看護婦の方が若干日数の少ない層に分布が見られるものの、見習看護婦との間に、大きな差は見られなかった。これらの結果を照らし合わせると、見習看護婦の給料は「資格がないがゆえに」看護婦に比して低かったが、見習看護婦の勤務時間は「資格がないけれども」看護婦と同程度であったといえよう。

(4)　職階別の賃金水準

病院で働く看護婦の賃金額の幅を説明する因子の一つとして、「職階の存在」があったと先ほど述べた。そこで、本項では、設立主体が日本赤十字社の病院で働いていた看護婦の賃金水準の規定を事例とし、職階別の賃金水準の差がいかほどであったのかを確認しておこう。

日本赤十字社の病院で働く者の賃金水準は「日本赤十字社病院給与規程」で定められた。一九一〇年の改正の記述は以下のとおりである。

第三条　看護婦監督、看護婦副監督、看護婦長、看護婦（外勤者ヲ除ク）ニハ左表ニ依リ年俸又ハ月俸ヲ支給ス
但シ年功アル者ハ特ニ看護婦監督ニハ年俸九〇〇円迄ヲ看護婦副監督ニハ月俸金五五円迄ヲ看護婦長ニハ月俸金三五円迄ヲ支給スルコトヲ得

「左表」の内容
（看護婦監督）年俸額：三六〇円以上七二〇円以内
（看護婦副監督）月俸額：二六円以上四五円以内
（看護婦長）月俸額：二〇円以上二六円以内
（看護婦）月俸額：一三円以上二〇円以内(33)

この規定は何度か改正されている。まず、一九一八年には、

大正七年十月二十四日［本達甲第六号］改正
看護婦長及看護婦ノ俸給額ハ世運ノ趨勢ニ伴ヒ増額ノ必要ヲ認メ左ノ通改正ス

「左ノ通」の内容

一、看護婦ノ年功加俸ヲ「月俸二五円」トス

一、俸給額ヲ「看護婦長［二二円以上三〇円以内］」「看護婦［一三円以上二二円以内］」ニ改ム[34]

となり、賃金水準のベースが上昇した。

一九一八年に記述がなかった看護婦監督の賃金水準は、一九二〇年に以下のような改正が実施された。

大正九年三月十七日［本達甲第七号］改正

第一條　院長、副院長、治療主幹、薬剤主幹、事務主幹、事務副主幹、医員、調剤員、看護婦監督ノ年俸ハ左表ニ依ル但シ最高額ヲ受ケ在職五箇年ヲ超エ功績顕著ナル者ハ特ニ年俸十分ノ一以内ノ加俸ヲ給スルコトヲ得[35]

（看護婦監督）俸額　六〇〇円以上一五〇〇円以下[36]

そして、看護婦監督以外の職階の資格を持つ看護婦についても、再び、以下のように改正された。

第三條　看護婦副監督、看護婦長、書記、技手、看護婦ノ月俸ハ左表ニ依ル但シ各最高額ヲ受ケ在職五箇年ヲ超エ成績優良ナル者ハ特ニ月俸六分ノ一以内ノ加俸ヲ給スルコトヲ得

（看護婦副監督）俸額　四五円以上一〇〇円以下

（看護婦長）俸額　三五円以上七五円以下

（看護婦）俸額　三〇円以上六〇円以下[37]

このように、一九一〇年から一九二〇年の日本赤十字社で働く看護婦の賃金水準は向上したといえる。この上昇は、看護婦を目指す者にとっての日本赤十字社の人気ぶりが反映されていると同時に、日本赤十字社という組織のなかにあっても、看護婦職業がよりいっそう評価されるようになってきたことの証明といえよう。職階のうち、日本赤十字

社の病院で働く看護婦全体を統括する役割を担っていた看護婦監督は、女性としては、破格の好待遇を得ていたことも確認された。ただし、看護婦としてのキャリアを積んだ結果として「看護婦監督」に昇進するまで働き続けた者は、日本赤十字社全体のなかで極めて少数であった。

もう一つ注目すべき点は、日本赤十字社で働く「職階なし」の看護婦の俸給額の幅が、一九一〇年から一九二〇年にかけて拡大していたことである。この現象は、日本赤十字社が看護婦の個別の能力の差を賃金に反映できる制度を採用したことを物語る。どのような能力が賃金の上昇という形で評価されていたのかについては今後の課題として残される。

注

(1) 日本における二〇世紀の医療提供の歴史については、猪飼周平(二〇一〇)『病院の世紀の理論』有斐閣を参照。
(2) 中央職業紹介事務局編(一九二七)『職業婦人調査　看護婦・産婆』中央職業紹介事務局、巻末附表より算出。
(3) 同右、四頁。
(4) 同右、九頁。
(5) 警視庁編(一九三五)『警視庁統計書　第三六回』二〇九〜二一三頁。
(6) 山形県総務部調査課(一九三二)『山形県統計書　昭和二年　第四編　警察、衛生』七九頁。
(7) 平尾真智子(二〇〇一)「大正四(一九一五)年制定の「看護婦規則」の制定過程と意義に関する研究」『日本医史学雑誌』第四七巻第四号、七八一〜七八二頁。平尾論文は、准看護婦の資格は一九一五年以前に発令された府県看護婦規則のなかには「履歴審査のみ」で資格を与えると本則に規定しているものが六県あったことを実証し、これら県での規定がそのまま残ったと解釈している。
(8) 長瀬ともこ(一九一二)『看護婦生活：大胆なる告白』文芸書院、二三五〜二三六頁。
(9) 同右、二三七〜二三八頁。
(10) 同右、二三八頁。

(11) 同右、二三九〜二四一頁。
(12) 同右、二四三〜二四五頁。
(13) 同右、二四四頁。
(14) 主婦之友社編(一九二六)『現代婦人職業案内(主婦之友 婦人家庭叢書:第一六篇)』主婦之友社、九四頁。
(15) 同右、九五頁。
(16) 前田一(一九二九)『職業婦人物語』東洋経済出版部、七五〜七六頁。
(17) 東京市社会局編(一九二五)『婦人自立の道』東京市社会局、八一頁。
(18) 職業指導研究会編(一九三三)『看護婦になるには(職業指導叢書:第六編)』三友社、五〜六頁。
(19) 中央職業紹介事務局編(一九二七)、前掲調査、一二頁。
(20) 同右、一三頁。
(21) 同右、一四頁。
(22) 同右、一五頁。
(23) 同右、一六頁。
(24) 同右、一六頁。
(25) 婦人職業研究会編(一九三四)『小学校卒業の女性のための女子就職の手引』三友堂書店、一二七頁。
(26) 社会局労働部編(一九三五)『旅館、下宿業、料理店、飲食店、興行場、遊技場、病院及療養所の使用人に関する調査』社会局労働部、二二一〜二二四頁。
(27) 同右、二二一〜二二三頁。
(28) 同右、二二三頁。
(29) 同右、二二四頁。
(30) 見習看護婦は調査対象者数全員である四二八人が対象であるが、看護婦は八五〇八人と調査対象者八九九八人に比して少ない。その理由を含めた詳細は不明であるが、漏れがあることについて示しておく。
(31) 看護婦八五〇八人のうち、一九三〇人が該当した。

(32)　社会局労働部編（一九三五）、前掲調査、二四頁。
(33)　日本赤十字社編（一九二九）『日本赤十字社史続稿　上巻　自明治四十一年至大正十一年』日本赤十字社、一一五〇頁。
(34)　同右、一一六一頁。
(35)　同右、一一六一頁。
(36)　同右、一一六一頁。
(37)　同右、一一六二頁。

第5章　貧困な患者のために働く看護婦

患者が、看護サービスを需要するためには、看護婦と「どこか」で出会う必要がある。ところが、患者の属性によっては、看護婦と出会うことは必ずしも簡単ではなかった。仮に、病院で診てもらうという意思決定をしたとする。まず患者によっては病院が近くにない場合がある。近くになければそこへ行くための交通費がかかる。場合によっては宿泊代も要するだろう。たとえ病院が近くにあったとしても、患者が動けないほど症状が悪い場合、病院に行くのは容易ではない。また、十分なお金を持ち合わせていない場合、患者もしくはその家族が「病院へは行かない」という選択をするかもしれない。あるいは、患者がいる自宅たる家庭で診てもらうという意思決定をしたとする。ではどの誰に連絡をすれば、看護婦を含めた「体の調子を良くしてくれる専門性を持った人」が来てくれるのだろうか。このような情報を得ることは、簡単ではない患者もあった。さらに、来てもらえたとして、いくら必要なのかも、当然、気になるし、不安であったに違いない。

このように患者が医療や看護サービスを需要することの「難しさ」はいろいろと想定できる。患者の居住地と医療機関との文字通りの「距離」、サービスを需要することによる「金銭」の問題は、患者になった途端、重く本人や患者の家庭にのしかかってきた。そして、結果的に、医療や看護サービスを「需要しない」という選択をした患者は相当程度いたと考えられる。

一九二〇年頃から、このような問題を解決しようという動きが出てきていて、その一つに医療保護事業があった。

医療保護事業とは、病気や不慮の事故によって、医療サービス受容を余儀なくされ、結果として貧困に陥った者や生活になんらかの支障が出ている人々に対して、患者ではなく、看護婦をはじめとした医療関係者が地域に出向いて患者を発見し、その者たちに、サービスを提供するということを意味した。

このような事業に関わる看護婦は、特に、「社会看護婦」「公衆看護婦」「巡回看護婦」などと呼ばれた。社会看護婦の職務は、日本赤十字社の説明によると、「社会保健のために奉仕活動する者にして、その職務は社会的、医務的の二方面」であった。(1)また「社会看護婦」は、どういった場で看護サービスを提供するのかによって「学校看護婦」「巡回看護婦」「工場看護婦」(2)などと呼び分けられたりもした。

本章では、このうち、済生会が「巡回看護婦」と呼び、日本赤十字社が「社会看護婦」と呼称した、「病気と貧困に苦しんでいる者がいる家庭を訪問する看護婦」をとりあげる。(3)

巡回看護婦とは、貧困家庭を訪問し、看護をおこなうことを仕事とする看護婦であった。このような形態は、一八〇〇年代に、イギリスのリヴァプール市で、一豪商が看護婦を貧困な家庭に派遣したことに始まるという説がある。(4)日本では、一八八五年にアメリカの宣教師と新島襄が巡回看護をとり入れた。(5)大正時代の初めには、東京の三崎会館および基督教女子青年会附属巡回産婆及び看護婦会、大正婦人会が巡回看護事業を「微々として」おこなっていた。(6)

では、このような看護婦がなぜ誕生したのか。日本赤十字社は、社会階級によって受けられる医療や看護に差があることを「問題である」と捉えていた。同社によると、当時の病院は「患者収容力僅少なる」ため、「資力がある患者」であってもその多数が家庭で療養「せざるをえない」。「中産以下の患者」は、医療サービスにアクセスすることもできず、薬を服用することもかなわない。つまりは「悲惨の境遇に苦悩」しており、家庭で療養している。一方で、「職業的看護婦」の大部分は「資産ある患家」で看護しており、「中産階級以下の家庭」向けの看護をおこなうための

施設数および看護婦数は「極めて寥々たる状態」にあると指摘している。(7)

ここで指し示す「悲惨な状態」を改善する目的で、済生会や日本赤十字社が、看護婦資格保持者を貧困層が多く居住する地域に派遣した。そこで以下では、済生会および日本赤十字社が派遣していた看護婦の活動内容を見ていこう。

一　済生会による巡回看護班の活動

済生会は一九一一年に明治天皇による生活困窮者に対する救済の意向を受けて設立された組織である。ちなみに同会は、二〇一六年現在においても、生活困窮者の支援を積極的に展開している社会福祉法人である。(8)

済生会は、東京市内で、一九二四年から、巡回看護婦班を設置した。巡回看護婦は一九三七年には四名おり、毎月約二〇〇〇戸以上の細民家庭を訪問した。巡回看護婦の役割は、各診療機関に附属して、細民地区を巡回し、病人の発見と通療患者および軽快患者の家庭に注意を与えたり、出産の手助けをすることであった。(9)以下では具体的にその活動を見てみる。

(1)　済生会の巡回看護婦の活動

しかるべき場所に訪問しそこに居住する者に対して医療および看護サービスを提供するという済生会の事業は、どのように実施されていたのだろうか。

まず、東京市内の済生会の診療は、一部の診療所のみでおこなっていたが、事業費の増額を受けたため、主な構成員を女性とする医員、産婆、看護婦、従者各一名よりなる診療班を組織し、一九一三年に制定された「恩賜財団済生

会東京市診療班規則」のもとで、巡回診療をおこなうことになった。(10)

同時に「恩賜財団済生会診療班服務心得」も制定された。これによると、夏季の巡回勤務時間は毎朝本会出務時より午後二時まで、その他は毎朝本会出務時より午後四時までとなっている。(11)診療班は、市内一五区中の細民家屋を巡回し、患者を発見した場合は、その場で、診療した。一九一四年一月一〇日より三班を編成し事業を開始したが、一月二八日からもう一班加え、八月一〇日からは五班で巡回診療をおこなった。(12)給与は、医員は月俸二五円以上一〇〇円以下、産婆および看護婦は月給三〇円以下もしくは日給であった。(13)

では、済生会は、一九一三年以降、どのように診療班の活動を展開してきたのだろうか。表12は、一九一〇年代から一九二〇年代の関連新聞記事のタイトルである。

これによると、第一に、一九一〇年代前半に済生会の診療班が編成されたこと、第二に、主に女性の医師がこの事業を担っていたこと、第三に、一九一〇年代から一九二〇年代にかけて済生会の巡回事業は拡大基調をたどったこと、以上が確認可能であった。

そこで、以下では、巡回診療がおこなわれるにいたった背景と、実際に誰が何をどのようにおこなっていたのかがより詳しくわかる記事をあげ、その内容を紹介する。

①一九一三年一一月二二日　貧民街へ診療班　済生会の新事業

この記事によると、済生会は、「旺んに貧民の疾病患者の施療に応じつつあるも」、その活動を患者に知られていないことを危惧していたとある。そこで済生会は、巡回診療班を三組設置し、一組につき、医員二名と看護婦または産婆一名で、深川、本所、浅草、下谷、小石川、芝、麻布、麹町の診療所管内の貧しい人々が多く暮らす地域の巡回を決定した。また肺結核患者が急増していることから、済生会は、患者予防費として、金三万円を支出することになり、まず四千円を投じ、麹町区内に肺結核患者特別収容所を設置したとある。

表12　済生会の巡回看護に関連する『読売新聞』東京版の記事（朝刊）1912年～1929年

年月日	タイトル
1912/ 5/ 3	済生会の施療救済
1912/12/19	歳晩の済生会診療所　柔順な患者達　衷心から感謝
1913/11/22	貧民街へ診療班　済生会の新事業
1914/ 1/12	慈雨降る　恩賜財団巡回　診療実施せらる
1914/ 1/13	済生会診療班新設
1915/ 1/23	済生会の救療　約六十万人　目覚しき医員の活動
1915/ 8/21	病める細民　全く別世界ですと済生会の女医語る
1916/ 2/17	細民救助の女医奮闘　天子様のお医者　と難有涙を流す
1916/ 5/30	済生事業の成績　本日開院式を挙ぐる済生会病院
1916/ 8/ 8	女医が赤い顔をして　貧民施療に不衛生地を廻る　薬を貰えないと物足りなげな顔
1919/ 8/29	新任の巡回女医　内田金森女史　細民救助を始む
1922/12/29	済生会が細民救療　患者が殖えるので深川に1か所増設
1923/ 8/10	済生会病院で病床百個を増設する　大谷新院長就任と共に
1923/ 8/27	今迄の看護婦と異る公衆衛生看護婦の学校　済生会が立てる計画　入学は高女卒業者
1923/ 9/21	済生会で市内外に診療所廿五ケ所　その他五ケ所の収容所に千六百の重患を収容
1927/12/15	年の瀬に病む貧者を廿ケ所で無料診療　重い病人は入院させて治療する　府市共同での新試み
1928/ 8/ 9	日本最初の病院社会事業にはたらく女性　Aさん
1929/ 1/22	済生会深川診療所のいまナイチンゲール　わが身を忘れて貧困者の為に働くBさん

注：データベース『ヨミダス歴史館』を用い，「済生会」と入力したうえで，そのうち，特に，巡回看護に関連するものを抜粋した．

②一九一五年八月二一日　病める細民　全く別世界ですと済生会の女医語る

この記事によると、済生会の巡回診療事業には、四名の女性の医師が関わった。

この四人のうちの一人が巡回地域の様子を以下のように語っている。第一に、住居については、「人間の住居なのか」と驚いている。三畳から四畳半くらいの大きさで、両側後ろの三方が塞がれてしまっており、家の中にいることができず、子どもは皆外で遊んでいる。第二に、居住者の服装については、子どもは「素裸体」で大人は「腰巻一つ」であった。第三に、生活習慣と病気について語られている。食べ物ならなんでも口に入れ、水はがぶがぶ飲むので、胃腸病者がとても多いとある。入浴をあまりしないため、子どもはあせもと水腫で真っ赤であり、暑さ負けや、脚気その他夏に起こる病気はすべて発生してしまっているとある。第四に、この医師は、同じ場所を一週間に二回訪問するが、「一軒の家に立ち寄っていると近所隣の人々がぞろぞろ詰めかけてくる」という。第五に、家庭の貧困の様子が語られた。近頃は不景気のため、世帯主の仕事がない。そこで、女性たちが麻糸つなぎや下駄緒つくりをして、食いつないでいる。このうちの一人の女性の腕を見てみると、割ったザクロのように一面に赤いぶつぶつができている。この医師が、「どうしたのか」とたずねると、「此頃は、蚊帳を借る金がないので、蚊帳無しで寝ている為にこんなに刺された」と答えたという。さらに、「南京虫や蚤の多いことは又特別で刺された子供達の身体を見てぞっと身が振うこともあります」と感想を述べている。

③一九一六年八月八日　女医が赤い顔をして　貧民施療に不衛生地を廻る　薬を貰えないと物足りなげな顔

この記事では、②と同様、この地域の生活習慣と病気が語られている。子供は裸で大人は「肌抜き」か「腰巻き一つ」という装いで、狭い場所で四、五人がひしめき合って眠るため、喉を痛めたり、腸を冷やしたりしてしまう。また、生でキュウリをかじったり、生水をがぶがぶ飲み、胃腸を悪くしてしまうため、女性や子供の病気はだいたい喉か胃腸だとある。そして、汗疹ができている者が非常に多いため、「風呂に行かないならば朝晩冷水摩擦をしてやれば汗疹も治るし、身体も丈夫になるのだから、今日からそうなさい」とアドバイスすると、薬を貰えないのが物足りなげな顔付きをして「へい」と張りのない返事をしたと記された。

④一九二九年一月二二日　済生会深川診療所のいまナイチンゲール　わが身を忘れて貧困者の為に働くBさん

先の三つの記事は、看護婦によって記された巡回の様子であった。この女性が巡回看護婦になった動機は、賀川豊彦氏が関東大震災の際におこなった慈善事業に感激したことにあり、以下のように紹介されている。

午前中は百五十人からの外来患者の世話をやき午後は巡回看護婦として江東一円の貧困生活者を一軒一軒個別訪問して病人があれば無料診療の手続きをとってやりお産に苦しむ婦人を発見すればその場でとりあげてやるという工合に十八の今日まで独身を続け白粉一つつけた事もなく本当に骨身を惜しまずひたすら貧困生活者の為に身をささげる婦人があります。

この記事のなかで、彼女はこの地域の常勤医師の不在を嘆いた。そして、重病人が担ぎ込まれて、近所の開業医のところへ行っても、住所を聞くのみで、何かと理由をつけて来てくれないとある。そして以下のような希望を述べている。

若し済生会で上の方々が乗ります自動車代だけでも当直医師の分にしてくれますとどんなにかいいと思います。トラホームの方々が一日の激しい仕事を終わって自宅の途中一寸目を洗って帰ることができたり、肺結核三期の患者が帰る前一寸の手当が出来たらどんなにかいいだろうと思います。

⑤小　括

済生会の活動は、医療や看護サービスを受ける必要性があってもそれができる生活状態にはない人々、さらには、医療や看護サービスに関する情報量が著しく不足しているためアクセスの方法を知らない人々を対象に、医師や看護婦が中心となって、これら人々のもとに出向くものであった。また、これらの活動は、病院や診療所など施設での医療や看護サービスの享受ができないもしくはしない人々を発見するという使命のもとで、なんとか対処しようとする試みでもあった。こういった済生会の巡回診療は、たとえ生活が貧しくても、身体の状態によっては医療や看護サービスを受ける必要があるのだということを知ってもらうための試みだったともいえよう。

加えて、済生会が巡回診療を担う者としての女性の医師を想定しており、実際に従事していた者のうち少なからずが女性であったことも確認された。そして、彼女らの診療を支える役割を果たす看護婦や産婆も女性であった。この時期は医療および看護サービスを受ける場としての病院が「進歩的なもの」と捉えられる傾向が出てきており、かつ、それゆえに病院で受ける医療や看護が主流とみなされる過渡期であったため、細民地区における「家庭」での医療および看護はよりいっそう不十分になる可能性があった。そして、「不十分」な状態に対して何らかの対策をとろうとした主体はごく少数であった。

(2)　済生会の巡回看護

①巡回看護班取扱延件数

昭和九年に済生会が発行した『東京市内診療統計』から、巡回看護婦が、一九二四年から一九三四年にいたる各年に、どのような業務を、どれくらいの件数おこなったのかが確認できる。

まずは、この統計に掲載されていた諸表の数値から、巡回看護婦がどこで何をしていたのかを確認する。(14) 巡回看護婦がおこなう業務は、「処置」「助産」「保護」「訪問」「紹介交渉」で構成された。

第一の「処置」には、「内科」「外科」「眼科」の区分があり、一〇年間の延数は、九万八六〇一件、一万六四二三件、一万三〇六七件であった。各年の数値でも、「内科」がその他を圧倒している。

第二の「助産」には、「妊婦診察」「助産」「産褥手当」の区分があり、一〇年間の延数は、六八八五件、二六一三件、七三八九件となっており、「産褥手当」「妊婦診察」が主たる業務となっている。

第三の「保護」には、「小児保護」「患者消毒」「屍體処置」の区分があり、一〇年間の延数は、二万三九七四件、五六八件、三七一件となっており、「小児保護」が他を圧倒している。巡回看護婦にとって、「小児保護」は重要な仕事であったということがわかる。

第四の「訪問」には、「衛生指導」「身元調査」「患家訪問」の区分があり、一〇年間の延数は、二万七〇七九件、一万〇三七一件、一三万三二九七件となっている。このうち、「患家訪問」はすべての小項目のなかで最も多かった。そもそも、巡回看護の目的が、身体になんらかの不具合がある者に対して、家庭を訪問して、諸症状を直に観察するということにあるため、この結果はある意味、当然のことであった。

第五の「紹介交渉」には、「診療票発行」「入院交渉」「治療紹介」「保護所」「方面委員」「警察署」の区分があり、一〇年間の延数は、一万三七六三件、二七二五件、一万〇〇二一件、四四八件、四一〇八件、一〇五七件であった。つまり、巡回看護婦は、「診療票発行」や「治療紹介」を通じて、医療施設と患者との橋渡しの役割をしていたことがわかる。特に、一九二〇年代後半の数値が高かった。

②済生会としての巡回看護婦の位置づけ

ここでは、組織としての済生会の巡回看護婦の位置づけについても触れておきたい。

一九二七年当時、恩賜財団済生会救療部長であった紀本参次郎が、日本赤十字社の雑誌『博愛』に巡回看護婦に関する記事を書いている。これによると、巡回看護婦こそが、細民地区で衛生思想を普及させるために適した者であるという趣旨のことを書いている。[15]なお、済生会の巡回看護婦はいずれも賀川豊彦氏の訓育を受けた熱心なキリスト教信者であり、安心して大切な任務を任せることができると喜びを持って述べている。[16]さらに巡回看護婦の任務として一三項目が書き記された。そのなかで、

「一身上の相談」であるとか「職業紹介（方面委員、区役所、警察署等へ依頼交渉）」は明らかに巡回看護婦の職務ではないが、先方の云い分なれば何でもかでも善く聞く、聞いて出来ることなら何でもしてやると云う態度でなければ真から取り合う様にならぬのでありますから場合に依れば夫婦喧嘩や近所同志の葛藤を仲直りさせる労も厭わぬのであります。業務の徹底を期する上に於いて斯くすることが必要だと信じて居ります。[17]

と述べている。ここにあるように、巡回看護婦は目の前で困っている人々に対して看護学に依拠した業務以外の仕事もおこなった。彼女たちが専門性に依拠した看護サービスを十分に提供するために、そのサービスを受け入れる体制をつくることもまた彼女らの仕事であると判断したうえでのことなのだろう。紀本の言葉を借りると、巡回看護婦は、「治療の補助的機関」となり、「患者及其家庭に慰安と余裕を与え」、「疾病予防の先駆」となり、「妊産婦小児老廃者の保護者」となり、衛生思想の普及と家庭や近所同志の親睦融和円満のために尽くし、「人生の苦痛軽減を図る誠に重大な結果を為すもの」であった。[18]

このように、医療および看護サービスが届かない細民地区に対する巡回看護事業は、済生会にとって重要だという認識があった。しかしながら、巡回看護婦は、細民地区での仕事に意義とやりがいを感じつつも、目の前に広がる過酷な現実に頭を悩ませていたようだ。以下では、二人の巡回看護婦の声に耳を傾けてみよう。

一人目は、一九二九年から一年間、済生会診療所に勤務していた岩橋よねである。(19) 岩橋は午前九時から一二時まで、医師二名、看護婦六名、薬剤師一名、事務員一名、小使雑役婦一名とともに診療所で勤務した。毎日の外来患者は二〇〇名内外であった。

ここで診療を受けていた患者は「単純な貧しい人たち」であった。午後一時からは担当区域を訪問した。家庭訪問の目的は、重症患者の看護および処置、助産、沐浴であった。家庭訪問を終え、診療所に帰ってくるのは午後五時で、そこから一日の巡回日誌をつけ、日報を送って終了であった。このような勤務は、岩橋にとっては理想とはほど遠く、巡回看護婦事業が診療所に附属しているので、充分な仕事ができないと嘆き、以下のように述べている。

　死亡率の高い当診療所ではございますが、逝く人々が私の足らない看護に満足して世を去る姿を眺めます時、暗然といたします。私共の訪問患者は大抵重症で結核が主で、半身不随がこれに次ぐ有様です。多くは他に頼る家族、知人、親類等も無く、孤独に等しいもので、私共の様な無気力な者でも、真実信頼いたしまして、一日千秋の思いで私共の訪問をよろこぶ患者もございまして、心苦しくもあり、又患者の信頼に添う働きの出来ない事を悲しく思います。(20)

下谷診療所で働いていた香西ヒデもまた、午前中は診療所勤務で、家庭訪問は午後以降という勤務形態について「看護の充実」という観点から疑問を呈している。(21) そして、

　疾病の予防とか、健康の増進とか立派なスローガンは掲げてみましたが、一歩こうした階級に足を踏み入れた

とき、衛生を指導するまでには、あまりに距離のあることを感じました。(22)と嘆き、巡回看護婦の仕事がもう少し思うようにできるようになるためには、「良き指導と統一」が必要だと主張している。

二　日本赤十字社による社会看護婦の活動

日本赤十字社は、一九二二年に、看護婦生徒向けの教科書に公衆衛生および社会看護婦事業を新たに加えた。日本赤十字社が一九二〇年代に公衆衛生事業の担い手としての看護婦を養成しはじめた最大の理由は、社会事業の推進に加えて、第一次世界大戦をきっかけに、日本赤十字社が戦時救護を経て欧米の赤十字社とより積極的に交流を持つことになった結果、日本赤十字社本社が「平時事業」を展開しはじめたという事情があった。

(1)　日本赤十字社の平時事業としての公衆衛生活動

第一次世界大戦まで、日本赤十字社を含めた諸国赤十字社が救護を提供する主たる場は、戦地であった。そうであるがゆえ、諸国赤十字社が提供する救護とは、暗黙の了解として、「戦時救護」であった。

ところが第一次世界大戦を期に、その意味内容は大きく変化した。すなわち、「平時」の顕在化であった。第一次世界大戦前であっても、日本赤十字社は、救護提供の場が「戦地」ではない事業として、結核撲滅事業や病院を場とする医療を国民に提供していた。この意味で、日本赤十字社は戦地ではない場所で実施する「平時事業」をすでに展開ずみであった。ただし、第一次世界大戦を経て、諸国赤十字社が自国の事情に応じて展開していた「平時事業」が別の意味内容を含み込んで赤十字社の国際会議の場で語られるようになった。すなわち、アメリカ赤十字社主導の連合国側の各赤十字社が、新たなる「平時事業」を定義し、主張し、世界に広めようとしたのである。

では、このタイミングでなぜ「平時事業」が浮き彫りになったのか。第一に、第一次世界大戦における戦傷病者の激増と結果としての戦時救護の膨張を受けて、諸国赤十字社が来たるべき戦争に備え自国民の生命を守るための行動の必要性を強く認識したからであった。第二に、アメリカ赤十字社が特にフランスで市民に対して救護を広く展開し、そのノウハウを戦後にどうつなげるのかという課題を持っていたからであった。第三に、第一次世界大戦を経て、よりいっそう政治経済上、国際社会で存在感を増したアメリカ合衆国に属するアメリカ赤十字社が、国際赤十字の場においても、「新しい」提案をすることにより、権力を誇示しようとしたからであった。アメリカ赤十字社の構想は、アメリカ赤十字社主体の赤十字社連盟成立という形で一九一九年に結実した。

このような流れのなかで、日本赤十字社は、第一次世界大戦の戦勝国の一つとして、赤十字社連盟の成立過程に関わった。アメリカ赤十字社がこの話し合いの過程に日本赤十字社を加えた理由は、国際赤十字内に新たな国際組織を立ち上げるには日本の賛成票を要したこと、日本赤十字社を「新しい」赤十字思想を普及させるためのアジアの拠点としたこと、日本赤十字社の資金力がこの新しい事業の継続にとって魅力的だったことにあった(23)。

赤十字社連盟が成立するにいたる議論の過程を議事録で追うと(24)、同連盟の成立理由は、明らかにアメリカ赤十字社の政治力と経済力にあったことがわかる。そして、アメリカ赤十字社にとっての赤十字社連盟設立のもう一つの大きな狙いは、当時の「最先端」の医学および公衆衛生の専門家によって理論づけされた健康増進もしくは疾病予防のための知識を赤十字社の人道思想に入れ込むことにあった。このような国際赤十字の動きを受けて、日本赤十字社本社は、戦傷病者を「治療」することを主目的とする戦時救護に加え、専門性が高いとされた医学を基盤とする公衆衛生の実践を内容とし、戦傷病者にならないように「予防」することを主目的とする新しい平時事業を一九二〇年代前半に次々と実施した。

(2)　公衆衛生の知識を伝える看護婦の養成

日本赤十字社の看護婦は、健康増進および疾病予防のための知識を伝える主体とされた。一九二〇年開催の赤十字社連盟第一回総会では、公衆衛生看護婦の養成が決議された[25]。赤十字社連盟が想定する公衆衛生を担う看護婦とは、巡回看護婦、助産看護婦、結核患者看護婦、学校看護婦、工場看護婦、社会奉仕看護婦、応急手当および家庭看護であった[26]。諸国赤十字社で公衆衛生を伝達する人材を確保するための講習会が、一九二二年ロンドンの王立大学病院で実施された。日本赤十字社は日本赤十字社岡山支部の看護婦婦長であった田淵政代を派遣した。

日本赤十字社は一九二一年に健康増進および疾病予防を内容とする平時事業を担う組織として調査部を新設した。この調査部の部長であった井上円治は、公衆衛生を担う看護婦養成に際し、教育学や経済学の必要性を主張した。その理由について、井上は教育学については児童を悪い方に導かないようにするために有用だとした。経済学については「盲目的」に慈善に尽力せぬよう、「下級民の独立心を損」さぬよう、「手内職を与えるのが適当であるか、職工に世話するのが好いか、下女に住み込ますのが好いか、どれが国民経済の発達と社会の福利を増進するために適切であるか判断」するために必要と主張した[27]。

井上の発言からもわかるように、日本赤十字社本社は、国際赤十字が標榜する平時事業の推進の一環としての公衆看護婦の養成には積極的であった。しかしながら、一方で、日本赤十字社が社会事業を担う主体と世間に見られることについては、どちらかというと、否定的であったといえる。

病人ばかり扱ふのが能ではない

外國に行つて我が看護婦の職業範圍の狹さを知る

田淵政代さんの話

倫敦の萬國聯盟赤十字看護婦會に出席した日本赤十字社看護婦長山淵政代女史は十八日午後七時廿分東京驛着の列車で歸京した社員や看護婦團に迎へられた田淵女史は『アインシュタイン氏其他の先生と同じ船でしたから歸航は愉快でした』と華やかに語る『目的は萬國の看護婦が共通した赤十字の精神によつて進む

同僚の

ための講習會でして各國の同僚が多數集まりました、そのいろ〱な各國の特色についても知り得ましたが日本の醫學を基礎とした看護婦など技術の點は何の特色に比べましても遜色があつたとは覺えませんでした、けれどもその學術の使用方法につきましては

文化の

程度が違つて居ます丈に日本の看護婦の職業範圍が狹いことを痛感しました、歐米ではいま看護婦は病人のための外に病人にならぬ豫防のために病院の外に出て家庭や學校その他の公共團體に於いて働いて居ます、患家でない家庭の衞生顧問と言ふ方面に殊に多く活動して居ます、此講習も受けましたから將來は我が看護婦も然うした

家庭に

も重要な任務を帶びるとは聯盟國共通の目的に進む當然なとではありますがそれは協議した上のことです、參考になる澤山な事實も見聞して來ましたからこれも役立てたいと考へて居ます』

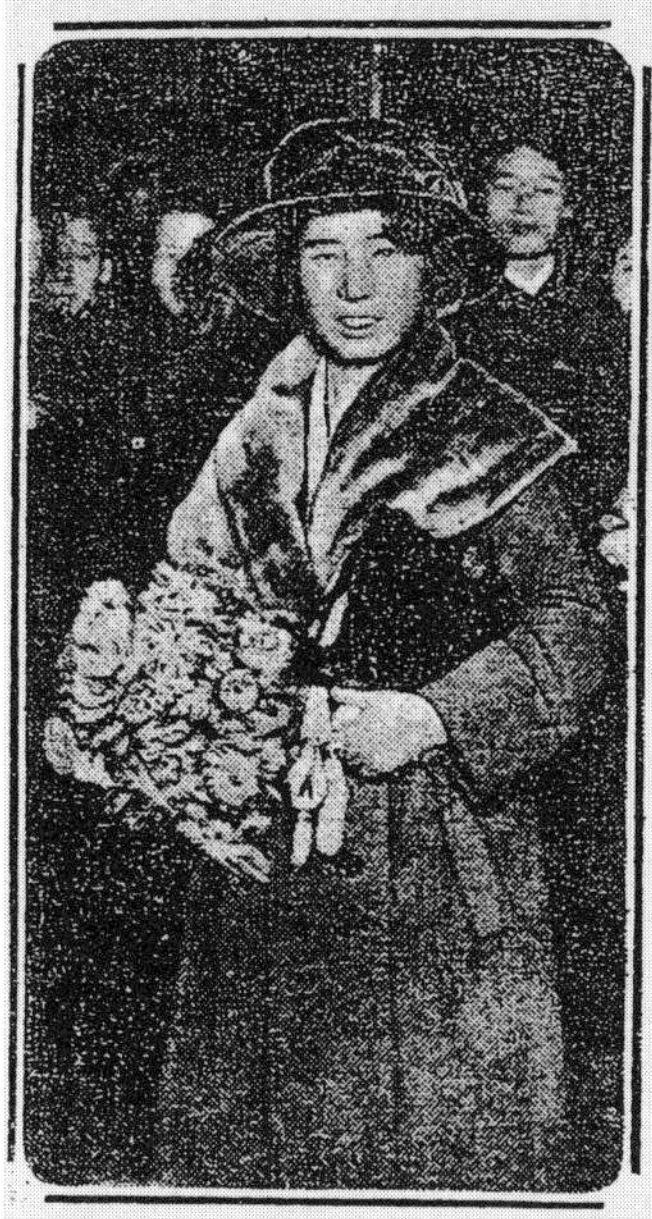

◇昨夜歸京した田淵政代女史

ロンドンから帰国した田淵政代（『朝日新聞』東京版朝刊，1922年11月19日）

(3)　活動の実際

では実際に日本赤十字社が養成した社会看護婦はどこに勤務していたのだろうか。表13は、一九二九年から一九三二年にいたる日本赤十字社養成の社会看護婦の人数、出身支部、勤務先を示したものである。

これによると、第一に、社会看護婦は毎年一〇名前後養成されていたこと、第二に、貧困者のための看護という意味での巡回看護婦としては、日本赤十字社支部および済生会の診療所、自治体の衛生課に勤務していたこと、第三に、関係の深かった陸軍関連の施設や学校勤務者もあったことがわかる。いずれにしても、総じて、患者の健康管理業務を担う者として、社会看護婦は働いていたことが確認できる。

ここでは、日本赤十字社広島支部で巡回看護婦に従事していた一九二九年卒業生谷口オシエがど

表13　日本赤十字社社会看護婦養成所卒業生の勤務先（1929～1932年）

西暦		勤　務　先	出身支部	勤務種別
1929	1	—	香川	—
	2	—	香川	—
	3	日本赤十字社広島支部	広島	巡回
	4	日本赤十字社福岡支部	福岡	学校
	5	済生会浅草診療所	佐賀	巡回
	6	浅草寺病院	本部	病院
	7	女性英学塾	本部	学校
1930	1	日本赤十字社病院	静岡	病院
	2	日本赤十字社愛媛支部病院	愛媛	同
	3	日本赤十字社大阪支部病院	岡山	巡回
	4	日本赤十字社香川支部病院	佐賀	病院
	5	済生会猿江診療所	兵庫	巡回
	6	済生会下谷診療所	香川	同
	7	名古屋市矢場診療所	本部	診療所
	8	住友伸銅鋼株式会社尼崎工場	長崎	工場
1931	1	日本赤十字社大阪支部病院	広島	巡回
	2	同	山口	同
	3	済生会猿江診療所	埼玉	同
	4	済生会深川診療所	岩手	同
	5	陸軍造兵廠大阪工廠	宮城	工場
	6	神奈川県衛生課	愛媛	巡回
	7	宮城県衛生課	宮城	同
	8	神戸市神戸尋常小学校	兵庫	学校
1932	1	日本赤十字社大阪支部病院	富山	病院
	2	同	熊本	同
	3	日本赤十字社広島支部	広島	診療所
	4	日本赤十字社病院	本部	病院
	5	済生会本所診療所	宮城	巡回
	6	済生会猿江診療所	宮崎	同
	7	名古屋市市民病院	鹿児島	病院
	8	陸軍造兵廠火工廠	埼玉	工場
	9	警視庁医務課	新潟	巡回
	10	名古屋市東山寮	静岡	保母
	11	愛国婦人会北海道支部隣保館	北海道	健康相談

注：　1929年の「—」については，氏名欄に旧姓が書かれているため，結婚による退職である可能性が高い．

出所：日本赤十字社編（1933）『同方』第6巻第5号，37～38頁．

のような看護サービスを誰に提供したのかについて、具体的に見てみよう。[28]谷口は午前九時に呉市役所内にある日本赤十字社広島支部委員部の社会看護婦仮事務所に出勤し、郵便物、看護申込書を受け取り、伝言を聞いたうえで、巡回順路を決め、訪問用の手提げを持って病家を訪問した。手提げには、地図、方面委員名簿、ノート、鉛筆、舌圧子、爪切、体温計、巻き尺、聴診器、温度表、軽便浣腸器、手指消毒器が入っていた。最初は外科的処置ができるように消毒薬などの薬品も入れていたが使用する頻度が少なかったので持参しないようになったとしている。

そして「恵まれざる家庭」の事例として、郵便局の事務員として五ヵ月間勤務していたものの、訪問当時、肺結核患者であった二一歳の女性A、二人の幼児を残して妻に逝かれ自身も肺を冒されていた三三歳の男性B、済生会の診療所で治療を受けていたものの歩行が困難になって診療所に通えなくなった一七歳の男性C、時計商に弟子入りし、五年間勤務したものの肺を蝕まれたため、解雇され、簡易宿泊所を転々として暮らしていた二〇歳の男性Dが紹介されている。

このうち、女性Aは、「驚くほど迷信に囚われて」おり、「やっと病気と気がついて医療を受けるようになった時には、既に食欲無く、盗汗、咳嗽も甚だしく、一日三、四回の下痢をさえ起こしていた」。そこで谷口は、「迷信に這入らないよう常に注意し、吸入をすすめ、又含嗽も食事の前後、寝前等屢々励行するように申し渡した所、その注意をよく守ってくれましたが、医師の投薬以外矢張り、色々な広告に迷って売薬などを買い求め、後になって後悔して」いたので、さらに気分転換をすすめたり、なるべく明るい気持ちを持つように慰めたり、時々沐浴をすすめたりしたものの、「著しい効果を見いだすことができなかった」とある。(29) ここでは女性Aが、看護サービスや医療行為を信頼しておらず、「迷信」と表現されるところの「売薬」を、看護婦のアドバイスに反して買い求めていると記されている。男性Cは、谷口と時計屋の主人との連携により、日本赤十字社の委員部事務所に出頭し、結核委託診断医の診療を乞い、療養所への入院手続きをとり、一週間後に入院の許可を受けたとある。(30)

三 『山手健康地区協会事業報告』に見る社会看護婦の活動

健康管理業務を担う者としての社会看護婦は何をおこなっていたのか。この「何」の中には、ある地域における調査業務も含まれた。本節で紹介する資料には、実際に調査業務に携わった社会看護婦自らの手記が掲載されているため、ここで示すことにする。(31)

(1)　設立背景

山手健康地区協会とは、「大和民族の世界的進出には我が国を世界的健康地区たらしめ国民をして世界優秀の健康国民たらしむるにありと理想実現の第一歩として模範衛生地区を横浜市の一角中区山手警察署管内一帯に実施せんとする」(32)ため、一九二九年から一九三一年に内務大臣を歴任した安達謙蔵の提唱により、神奈川県知事、横浜市長、そのほか地元の有志の協力を得て、民間事業として設立された団体であった。

山手健康地区協会設立の背景を、安達の同協会就任時の挨拶から、見ておこう。安達は、経済面における日本の地位は列強に劣ってはいないが、衛生思想および健康状態は列強に大きく遅れをとっているという認識を持っていた。そこで安達は、衛生思想をどのように国民に普及するかを模索した。安達が内務大臣であった際、ロックフェラー財団から衛生技術員養成所を建設する費用として三〇〇万円の寄付の打診があったという。この計画は一時不況により頓挫したものの、現在は進行中であるとしている。そして、安達は、同養成所の附属事業として、都市として東京市京橋区、農村として埼玉県下の各一ヵ所に、「模範衛生地区」を選定する予定だと述べた。ただし、安達は、衛生地区の建設には多額の費用を要し規模も大きいがゆえ、このような地区を地方が応用することは困難だという見解を示した。そこで、安達は、地域、人口、経費を考慮に入れ、どこにでも応用できる衛生地区として横浜市中区を選んだと述べた。そして安達は、衛生地区なるものが、横浜市全市に広がり、全県下の各町村におよび、全国的に波及した暁には、「日本は実に世界の模範衛生国であり、世界の優秀国民を創り出す時であり、今日は実に其の第一歩を大地に印したる記念日」だと記した(33)。

(2) 組織形態と職務

同協会は、地域内に居住する篤志者によって組織された。事業目的は居住者の健康増進および公衆衛生の普及徹底であり、目的達成のために、結核予防に関する事業、花柳病予防に関する事業、母性小児衛生に関する事業、保健衛生の調査研究、伝染病予防警戒に関する事業をおこない、そのほか衛生上必要なる施設を置くとした。そして、このような事業を実際に担ったのが社会看護婦であった。同協会は、事業遂行のために、社会看護婦六名と事務員一名を常置するとした(34)。待遇に関しては、月給五〇円および四〇円の者の存在が確認可能である(35)。

社会看護婦は同協会の事業を主体的に担っていた。では社会看護婦はどのような人々と関わったのだろうか。

相談者統計表によると、一九三五年にアクセスがあったのは男性三九五名と女性六七九名となっている。つまり、相談者の中心は女性であった。全体として多いのは、「消化器病」の一四三名、「呼吸器病」の一一九名、「新陳代謝内分泌病」の一〇〇名、「肺結核」の八三名であった。女性が男性に比して目立って多いのは「循環器病」の六四名であった(36)。相談者の年齢層は、計一〇七四名中、二一歳から二五歳が一一〇名、二六歳から三〇歳が一二三名とやや多くなっている。これはこの年齢層に女性が合計一八二名いることによるものである。一一歳から六〇歳の年齢層まで幅広く相談者がある程度均等にいることも確認できる。

一般相談職業別表を見てみると、男性は「商業的職業」に属する者が三五名で最も多く、細目で見ると、「漁業」「大工」「職工」「会社員」の八名、「官吏」の一三名が多くなっている。男性の「無職」は約三五%であるのに対して、女性の「無職」は六七九名中五七六名と約八五%であった。先の年齢構成と照らし合わせると、同調査の相談の中心は二〇代の既婚女性であったと考えられる。

(3)　具体的な活動

この調査の巻末には、計三名の社会看護婦自身の手による活動の記録が掲載されている。そこで、以下では、社会看護婦の活動の全体像を示した岩佐喜美江の記述を追って、彼女らがどのような看護サービスを供給していたのかを見ていくことにしよう。

第一に、社会看護婦の使命は、「医師の良き介補者」であること、地区民に対しては良き保護仲介者となり「健康生活の福音を地区民に普々賦与」することと述べている。第二に、その内容が具体的に示される。まずは「相談部の診察の介補」であった。開所当時、社会看護婦は一般相談（成人）部に二名、乳児相談部および妊産婦相談部に三名配置された。各部の相談日に、社会看護婦は家庭訪問をするにあたっての調査事項を医師に報告することをもって、「医学的診断」と「社会的診断」を結んでいるとしている。(37)

続いて、社会看護婦の家庭訪問の具体像が示される。岩佐は、家庭訪問をふまえて、「現今の社会情勢では中産階級以下の家庭に於きましては非保健的要素が次第に加わり健全なる家庭生活が崩壊され悲惨な貧病両苦に呻吟する者の日一日と増加していくのを目撃致します」と嘆いた。このような状況を改善するために、社会看護婦は、衛生組合、方面委員、医師会、産婆会、病院、県健康相談所と連絡をとり、看護力の乏しい家庭には直接訪問して臨床看護にあたった。社会看護婦の成績表が「乳幼児妊産婦訪問」および「一般訪問（結核）」に分類されており、乳幼児訪問の実数が妊産婦訪問その他に比して圧倒的に多いことから、社会看護婦がおこなう家庭訪問とは、乳幼児および結核に関連した知識の供与と看護サービスの提供であったことがわかる。さらに、乳幼児妊産婦訪問における一人一日平均

訪問数が「八」、一般訪問（結核）のそれが「七」であった。(38)

岩佐は、結核の予防、治療、収容の施設が少ないなかで、「結核の予防、撲滅の戦士」として第一線に立っているのが、結核患者訪問看護婦であると主張した。一般相談部において結核予防撲滅事業は特に力が注がれており、社会看護婦もまた医師の指導のもと、積極的に「街頭に進出して」療養指導予防撲滅に努めているとした。社会看護婦は、結核患者を訪問することを通して、患者の病状や経済状態を調査し、療養法や予防法を内容とする指導をおこない、入院手続きの斡旋などの紹介業務を実施し、かつ巡回看護をおこなった。(39)

社会看護婦がおこなった結核関連の仕事について詳しく見ていこう。社会看護婦は主に肺結核を患う患者を訪問した。結核患者の年齢層は、一〇代が約二六%、二〇代が約三一%、三〇代が約一六%であった。これら患者のうち、約五九%は翌年後遺、約一〇%は死亡であった。(40) そのほか、社会看護婦は、患者の住宅状況、患者の病室の状況、訪問時における消毒の状況を調べることを通して、結核患者が出た家庭の衛生状態をつぶさに調べた。続いて、妊産婦乳児訪問について、岩佐は不健康児の環境は「貧」と「無智」で言い尽くせるとしている。さらにたとえ「貧乏」であっても、知識が向上すれば、このような環境は改善できるとし、「知識の普及向上」こそが社会看護婦の使命であるとしている。(41)

山手健康地区協会は、母性小児保健に関する事業を主管事項とし、妊産婦相談部、乳幼児相談部、社会看護婦訪問組織、母の会開催などの事業を展開しているとした。社会看護婦は、これら施設の存在を広告し利用につなげるため、相談所での保健指導の不備を埋めるため、妊産婦の健康、住宅の衛生、家族の健康および経済を調べたり（「調査事項」）、妊娠産褥中の摂生法、合併症の予防法などを伝えたり（「指導注意事項」）、軽費無料分娩や方面委員の斡旋（「保護紹介」）、巡回看護をおこなうなどの活動を展開した。社会看護婦の訪問の過程で発見された病名は、多い順に、

「感冒」「消化不良症」「栄養不給症」であった。家庭訪問の結果は、「訪問不要」が約二七％、「全治軽快」が約九％、「翌年後遺訪問」が約五〇％であった。(42)

(4)　活動をとおした感想

では、このような活動の過程で、岩佐は何を考えたのだろうか。まず、岩佐は「家庭の無理解」という壁にぶつかっている。つまり、地域住民は、前例のない社会看護婦の活動を警戒していた。彼女の言葉によると、「或る時は押売り或る時は保険の勧誘員或る時は薬売り又は集金人や消毒屋に間違えられ」、「殊に結核患者の訪問ではかなり迷惑視された」とある。(43)

次に、訪問先の家庭のうち約半数が「中流」、「糊口を凌げても医療に窮する階級」が三割あって、これら家庭で仕事をしやすくするポイントは「母親の理解」であるとしている。ただ、あとの二割の「極貧世帯」については、生活に追われているがゆえ、妊産婦の摂生法、育児法、衛生状態の改善は難しいとし、特に「人工栄養児の栄養品の支給」が大きな悩みだとした。ここで岩佐はある家庭を例とした「極貧世帯」に対する事業展開の困難さを詳細に記している。その家庭は以下のようであった。(44)

父は四十八歳で日給七十銭の日雇人夫（雨天は休業）母は四十八歳にして子宮癌に罹病治療の時機を失し今はただ衰え行く肉体を煎餅ぶとんにつつみうす暗い長屋の四畳半に呻吟して居ります。木枯は家賃滞納のため建てられない障子を幸に容赦なく吹きつけ十三歳を頭に六人の子供は飢と寒さに慄えております。二ヶ月前に生まれた赤坊は顔色蒼白顔貌所謂老人様顔貌を呈し鼠瘦著しくその泣声すら低く嗄れてこれでも人の子かと思わるる状態聞けば母乳分泌全くなく白湯に等しき重湯を一日三合位与える由種々牛乳を買う金の工面のため悩みいる心情を涙ながらに語りました。

このような状態を見た岩佐は、方面委員に、家庭の事情、乳児の状態、母親の病状を述べ、ミルクの支給をしてもらうように再三願い出るも断られた。方面委員を頼れないとわかった岩佐は近所の者からの貰乳にこぎつけたが、その人の引越しによって、再び困難に直面し、仕方なくすり粉で育てることにしたものの五ヵ月でその子供は亡くなった。(45)さらに岩佐は結核患者訪問についても詳細に語る。訪問した結核患者の家庭の九割は医療費が出せない家庭であった。岩佐は、例えば、病床の夫につかえて働くことを余儀なくされたものの自らも結核に感染し腺病質の二児を抱えながら不運を嘆く寡婦、結婚生活の喜びも束の間、日一日と結核の症状が現れ離婚話に悩む新妻などの事例をあげた。そのうえで岩佐はこのような家庭では患者の療養も家族の感染防止もままならないと感想を述べた。岩佐は、家庭の学歴程度に左右されない衛生観念の薄さも嘆いている。たとえば、「何々様」の御加護を戴くために金銭を工面する家庭、血痰を喀出しながら祈禱所に通って大喀血した者、邪教師のつまらない言葉を信じ家財道具を売り払い供え物を捧げ治療の時機を失った者の事例をあげ、危険な民間療法の存在も指摘したうえで、このような家庭の「無智」を嘆いた。(46)

以上、社会看護婦は、日本の工業化の進展にともなって、特に一九一〇年代以降の貧困問題の顕在化、さらには一九二〇年代以降における健康増進と疾病予防を内容とする公衆衛生の「勃興」の過程で、看護婦の社会での役割の広がりという文脈で成立した。しかしながら、折しも、岩佐が社会看護婦の仕事を展開するには「強い忍耐」と「限りなき努力」が必要と述べているように、(47)実際に社会看護婦が対象としたのは、この時期の医学の「新しい」動きを知りえず、日々の生活をおくるなかで病気にかかり、困難に直面している人々だった。

社会看護婦自身は公衆衛生看護の学びをとおして健康増進および疾病予防の知識の普及が不可欠であるという信念を持っていた。しかしながら、これらサービスを受ける対象となった人々は、直接的に目に見えた「益」を理解することの難しい「新しい知識」を受け入れ、かつ、実践する、金銭的かつ精神的余裕を持ち合わせていなかった。そうであるがゆえ、社会看護婦の苦悩はよりいっそう深まったといえよう。社会看護婦はその人数は少ないながらも、このような「理論」と「実態」の乖離を認識できており、そういう意味での患者の「多様性」を理解できていた貴重な存在であった。

注

（1）日本赤十字社編（一九四三）『社会事業ト社会看護婦』国光印刷出版部、八七頁。

（2）工場看護婦を取り扱った研究としては、榎一江（二〇〇五）「大正期の工場看護婦　製糸経営による看護婦養成の事例から」『大原社会問題研究所雑誌』第五五四巻、法政大学大原社会問題研究所、二八〜四二頁がある。

（3）聖路加の役割もまた日本の公衆衛生看護という意味では重要であるが、次章で聖路加の看護養成の過程を分析するため、本章では済生会と日本赤十字社をとりあげる。

（4）日本赤十字社編（一九四三）、前掲書、一〇二〜一〇三頁。

（5）同右、一〇三頁。なお新島襄が宣教医ペリーとリンダ・リチャーズの協力を得て創設した京都看病婦学校および同志社病院の巡回看護婦の養成については、遠藤恵美子・山根信子（一九八四）『佐伯の学校の卒業生たち―京都看病婦学校・京都産婆学校』中野美術印刷株式会社、岡山寧子（二〇一〇）「同志社病院・京都看病婦学校ではじめられた看護教育―リンダ・リチャーズの日本での活動から（特集　京都府立医科大学の看護教育開始から120年を経て―そのはじまりをみつめる）」『京都府立医科大学雑誌』第一一九巻第二号、八九〜九八頁、徳川佐知子（二〇一五）「京都看病婦学校における訪問看護活動―J.C. ペリーと三人の宣教看護婦による地区活動について」『Human Welfare』第七巻第一号、七一〜八四頁がある。

（6）日本赤十字社編（一九四三）、前掲書、一〇四頁。

(7) 同右、一〇四〜一〇五頁。
(8) 済生会ウェブサイト www.saiseikai.or.jp/about。二〇一六年三月二〇日閲覧。
(9) 済生会編(一九三七)『恩賜財団済生会志』済生会、一〇七〜一〇八頁。
(10) 済生会編(一九一五)『恩賜財団済生会の救療』済生会、七〇〜七一頁。
(11) 同右、七五頁。
(12) 同右、七七頁。
(13) 同右、八九〜九〇頁。
(14) 済生会編(一九三五)『東京市内診療統計』済生会、六三頁。
(15) 紀本参次郎「衛生思想普及と巡回看護婦」『博愛』第四七八号、一九二七年三月、二一頁。
(16) 同右、二二頁。
(17) 同右、二三頁。
(18) 同右、二四頁。
(19) 岩橋よね「寄る辺なき人々を送る」『同方』第四巻第三号、一九三一年三月、二〇〜二一頁。
(20) 同右、二一頁。
(21) 香西ヒデ「家庭訪問」『同方』第五巻第四号、一九三二年七月、二九頁。
(22) 同右。
(23) 第二次世界大戦前における日本赤十字社の収入構造については、以下を参照。山下麻衣(二〇一四)「一九〇八年から一九四〇年における日本赤十字社の収入構造から見た事業展開」『京都産業大学論集　社会科学系列』第三一号、一七九〜二〇〇頁。
(24) 日本赤十字社編(一九二〇)『日、米、英、仏、伊五カ国赤十字社委員会議事録』日本赤十字社。
(25) 「東京だより」、日本赤十字社『博愛』第四一〇号、一九二一年六月、頁番号なし。
(26) 日本赤十字社『博愛』第四一〇号、一九二一年六月、九頁。
(27) 日本赤十字社調査部長　井上団治(一九二四)「欧米諸国の赤十字平時事業を視察して」『博愛』第四四〇号、一九二四年一月、一五頁～一六頁。
(28) 谷口オシエ「恵まれざる家庭」『同方』第三巻第四号、一九三〇年五月、二〇～二三頁。
(29) 同右、二〇頁。
(30) 同右、二二頁。
(31) 山手健康地区協会（一九三〇）『山手健康地区協会事業報告』山手健康地区協会。
(32) 同右、一頁。
(33) 同右、四～六頁。
(34) 同右、九頁。
(35) 同右、二二頁。
(36) 同右、三〇頁。
(37) 同右、四七頁。
(38) 同右、四八～五〇頁。
(39) 同右、五三～五四頁。
(40) 同右、五五～五七頁。
(41) 同右、六四頁。
(42) 同右、六四～七一頁。
(43) 同右、七八頁。
(44) 同右、七九頁。
(45) 同右、七九頁。
(46) 同右、八一～八二頁。
(47) 同右、八二頁。

第6章　海外により近かった看護婦

第6章では、第二次世界大戦前に養成された日本の看護婦のうち、アメリカ合衆国発の看護教育に強い影響を受け、公衆衛生活動に従事した看護婦である聖路加女子学院（一九三〇年から聖路加女子専門学校）の看護婦養成と朝日新聞社社会事業団公衆衛生訪問婦協会に所属した保良せきをとりあげる。

まず聖路加女子学院は、アメリカ合衆国に代表される外国籍の教員を雇っていたこと、当初から受験資格の学歴が高等女学校であるなど看護婦の資格要件としては高かったことなど、当時としては異質の看護婦養成の方法をとった。そこで、本章では、聖路加女子学院がどのような養成方法を採用していたのか、どのような活動をしていたのか、その背景には何が影響しているのか、そして、第二次世界大戦前には明らかに少数派に属していた養成上の特徴を持つ同院卒業の看護婦たちが、第二次世界大戦直後の日本の看護婦のあり方に、どのような影響を及ぼしていたのかを見ていく。

次にとりあげるのは、一九三〇年に設立された朝日新聞社会事業団公衆衛生訪問婦協会の活動である。同会は一九二九年にアメリカ合衆国から帰国した保良せきによって設立された。保良は一九四八年から一九五〇年まで厚生省医務局看護課の初代課長であり、日本の看護婦の歴史に名を残した人物の一人である。本章では、保良が同会でどのような活動を誰に対して展開してきたのか、そしてそのことが日本の看護婦のどのようなあり方を体現しているのかを考える。

一　聖路加での看護婦養成

(1)　聖路加国際病院の誕生

①創設の背景

聖路加の創設の歴史を紐解くには、米国聖公会による日本における宣教活動の開始と宣教の過程における国際病院の創設についてふれる必要がある。(1)

一八五九年、米国聖公会のウィリアムズ主教が、長崎に上陸し、布教活動を開始した。一八九三年にウィリアムズ主教の後継者が宣教医を探しているということを、当時アメリカ合衆国バージニア州にいたトイスラーが知った。(2)トイスラーは、一八七六年に生まれ、バージニア州医科大学を卒業し、一九〇〇年に宣教医として来日、一九〇二年に聖路加国際病院を開設した人物である。(3)一九〇三年の新聞上の広告には、「内科　外科　婦人科　耳鼻咽喉科　診察午前八時より正午十二時迄　外来施療月曜日、水曜日、金曜日　各二十名限り」とあった。(4)当初、この病院には、荒木いよという看護婦がいた。荒木は、立教女学院卒業後、神戸のカナダミッションが経営する看護学校で、看護学と医学を二年間学び、神戸で臨床看護を修めたのち、東京で外国人の患者の家庭看護婦として働いていた折に、トイスラーと出会った。荒木はトイスラーの勧めもあって、一九〇〇年から二年間、オールド・ドミニアン病院付属看護婦学校へ留学し、ジョン・ホプキンス病院やマウント・ウィルソン小児科病院で研修を受けた。(5)一九〇二年に聖路加病院が発足した際、荒木は初代の看護婦長に就任した。一九〇四年に発足した聖路加看護婦学校では、当時婦長であった荒木が看護教育を担当している。荒木は、一九二七年に、ロックフェラー財団医学部に招待され、病院の設備や看護方法を視察するために渡米した。荒木は、「日本の看護婦界は随分進歩しましたがまだまだ不足はたんとあります。私の様な者に何も出来る筈はありませんが若い方に負けないよう勉強して帰るつもりです」と抱負を述べている。(6) 荒木は一九三四年に第二代院長および校長であった久保徳太郎と結婚するまで総婦長をつとめた。(7)

②聖路加国際病院の設立と拡張

まずは、聖路加国際病院の拡張過程を見ていく。(8) 聖路加国際病院がウェブサイトで公開している情報によると、(9) 一九一四年に隅田川沿いの病院拡張のために土地約四〇〇〇坪を購入した。聖路加病院が設立されてから一〇年あまりのうちに、患者数が著しく増加し、病院が手狭になったことが影響していた。加えて、これに先立つ一九一一年に、当時聖路加病院の院長であったトイスラーは、患者数増加の要因以外に、「外国人患者の収容の不備」を病院拡張の根拠としてあげている。そして、トイスラーは、同病院には六〇の施療患者用の病床とそのうちに一八の自費患者用の病床があるが、一五〇くらいに増加させたい旨をコメントしている。日本の医師の一人はトイスラーの趣旨に賛同を示し、医術もまた「国際的かつ東京市の利益になる」と見解を述べた。(10)

このような聖路加の「国際病院」化の計画をふまえて、さっそく、病院拡張に要する土地の購入、建築費などを捻出するための資金集めが始まった。

一九一四年七月二日の『読売新聞』朝刊には、「国際病院設立さる　大隈首相国交上の関係を説き　米大統領夫人寄付金の斡旋す」という記事が掲載された。(11) これによると、聖路加病院拡張の資金集めのための大日本国際病院設立評議会が、当時首相であった大隈重信の働きかけで、開催された。同会には、後藤新平、井上準之助など日本の政府要人、渋沢栄一などの財界関係者が出席した。この趣旨が発表されると、アメリカ合衆国のウィルソン大統領、イギリスの外務大臣、アメリカやイギリスの大使が続々と援助を表明した。特にウィルソン夫人はアメリカ合衆国の各州に運動し二五万円を確保した。そして、聖路加国際病院の建物に要する費用はすべてアメリカ合衆国持ちということになった。

一九一五年九月六日の『読売新聞』朝刊上では「国際病院の起工」という見出しで、寄付金が当初予定額より多く集まっていると報道された。最終的に一連の資金集めは、一九一七年に終了した。[12] この一連の拡張計画で興味深いのは、トイスラーが、病院の新築にあたって、アメリカ国籍の元看護婦である建築士を一九一七年に招聘した報道があったことである。[13] 彼女は、当時三六歳であった婦人建築家であり、当時の肩書きは、ニューヨーク市国民病院事務局主監であり、すでに二二の病院建築にたずさわっていたという。彼女は、先のトイスラーに同じく、外国人のための病院が日本を含めた東洋にないことを問題だとした。そして、東京の病院は一、二の大病院を除き、完全と思うものはないこと、理想的な看護婦が極めて少ないことを指摘した。彼女にとっての聖路加国際病院設立の主たる目的は、どの国の旅客でも心地よく入院できるようにすること、医科の卒業生にジョン・ホプキンス大学やハーバード大学のような実地教育を施すこと、看護婦を理想的に養成すること、ドイツが戦禍にあるなかで、日米両国間で医学的知識を相互交換することにあった。

この動きから確認可能なのは、第一次世界大戦後のアメリカ合衆国の世界における影響力のさらなる拡大を背景に、聖路加もまた、アメリカ合衆国と同じ方法や形式での病院組織の運営に向けての動きを加速化させたということである。そしてその背景には、時の政治家や財界人たちが、寄付金集めという形で、[14] アメリカ合衆国での病院の運営の方法をよく知る者たちがマネジメントする聖路加病院の拡大に寄与することで、日米の政治上の関係を強化する一助としようとする思惑も見え隠れした。

次に、聖路加国際病院がどのような経緯で公衆衛生を事業の中心に据えたのかについて、説明を加えておこう。トイスラーは、聖路加経営に際し、世界に向けて医療・公衆衛生活動を精力的に展開していたロックフェラー財団[15]から多額の寄付金を受けていた。一九三三年に、ロックフェラー財団は、聖路加女子専門学校の設立にともない、看護婦養成の充実のために四〇万ドルを寄付した[16]。これは当時の為替相場では二〇〇万円に相当する額であった[17]。

(2) 聖路加国際病院付属高等看護婦学校から聖路加女子専門学校へ

日本の看護婦の能力が、欧米に比べて劣っていると考えたトイスラーは、アメリカ合衆国の養成方法に準じた専門職者としての看護婦の養成をおこなうために、一九二〇年に、入学資格を高等女学校以上、修業年限三年の聖路加国際病院付属高等看護婦学校を設立した[18]。一九二七年には、本科三年、公衆衛生看護等を選択する研究科一年を併せ持つ四年課程の聖路加女子専門学校となった[19]。入学資格は、「高等女学校卒業者或いは専門学校入学者検定規程に依り一般専門学校入学に関し修業年限四年の高等女学校卒業以上の学力ありと指定せられたる者或いは専門学校入学者検定規程に依る試験合格者」であった[20]。

一九二〇年に、トイスラーは、セントジョン[21]を招聘した。校長となったセントジョンは、看護婦学校の学科課程を、アメリカ合衆国およびカナダの公認看護婦学校に準じた編成にした。文部省はこのような教育内容を評価し、一九二七年に、聖路加女子専門学校となった[22]。トイスラーは、聖路加女子専門学校となった頃から、「公衆衛生事業が本邦国民健康増進に如何に必要なるかを痛感し」、公衆衛生を主体的に担う看護婦を養成するために、本科の三年を終えた者に対して、さらに一ヵ年の公衆衛生看護学の教育を受ける研究科を設けた。研究科では、公衆衛生看護法のヌノ[23]

をはじめ、外国籍を持ち、看護学教育の学識と経験を持つ者が教鞭をとった。

一九三五年になると、公衆衛生活動および病院看護において、日本の看護婦の「指導者」として活動し、日本の看護教育の向上に貢献する使命を持つという前提のもと、修業年限が四年に延長された。(24) 入学後、最初の六ヵ月は教室および実験室内の授業のみ、七ヵ月目から病院実習が加わった。八ヵ月目あたりから、一般看護学の教育が始まり、第三学年の終わりまで続いた。学科と実習は常に並行して実施された。第四学年になると、病院看護婦長、看護婦養成所教員、公衆衛生看護指導者、産婆となる者といったように、生徒の志望に合わせた「特殊教授」がおこなわれた。(25)

一九三五年四月三日の『読売新聞』朝刊には、「巣立つ〝白衣の天使〟」として、聖路加女子専門学校の卒業式の様子が掲載されている。この年の卒業生は本科一三名、研究科七名であった。本科卒業生は研究科にとどまる数名を除いて、聖路加国際病院に勤務した。研究科卒業生は、東京市保健局が三名、東洋英和高等女学校の生理衛生の教員が一名、病院の看護婦が一名、京城梨花女子医専の学校看護婦が一名とある。

では、聖路加女子専門学校から何人の看護婦が養成されたのであろうか。先に見たように、聖路加女子専門学校の場合、受験者に要求される学歴が高かった。一九三〇年代の日本の女性のうち、高等女学校を含む中等教育機関への女性の進学率は二〇%前後であったため、(26) 聖路加に通っていた生徒は、すでにこの時点で、当時の若年の日本女性のなかから「選ばれし」存在であった。加えて、同校は当時の一般的な看護婦養成所と異なり、寄宿舎費および食費は無料であったが、年間七七円の授業料を要するなど、費用支払いを求められた。(27) この二つの入学要件から、聖路加女子専門学校は、相対的に裕福な家庭で育った学歴の高い女性を対象としたという意味で、当時の日本の看護婦とは明らかに異なる存在であった。ちなみに、一九三〇年から一九四一年までの一一年間の同校の本科卒業生は一三四名、研究科卒業生は五三名であった。

(3) 興健女子専門学校

一九四一年七月に、聖路加女子専門学校は、日中戦争に対応するために、「興健女子専門学校」と改称された[28]。この頃、病院および学校運営に関わる外国籍の人々に対して政府からの干渉が始まり、セントジョンや公衆衛生看護担当のヌノが帰国し、代わって、聖路加出身の卒業生が中心となり、教鞭をとるようになった。

なお、この時の経緯について、聖路加は「我国に於て未だ発達せざる看護学教育の向上を目的とするのであるから、学校の創立初期に於ては勿論外国に籍をとり、その有識者の誘動を受けねばならぬは当然であり、又教授法に於ても外国の形式を打破するに急にして其の優れたる本質を損なうことを恐れていた」としつつも、「教育の精神に於ては我国本来の精神を発揚すべきは勿論である。殊に我国女性の美徳は益々涵養せねばならぬ」ので、「一九四〇年十月十一日学校行政に直接関与する職責を負うセントジョン女史其他は自発的に退職して有能なる卒業生に道を譲った」と説明された[29]。

校名の改称と同時に、同校には修業年限二年の別科ができた。本科では、保健婦および中等教員免許取得に加えて、助産婦の教育内容も強化され、卒業生は看護婦・保健婦・中等学校教員免許（生理および衛生）を無試験で付与されるほか、助産婦についても登録が可能となった。しかしながら、修業年限四年間の本科の教育も、省令により六ヵ月に短縮されるなど[30]、聖路加の看護婦教育もまた戦争の影響を否が応でも受けることになった。

(4)　東京看護教育模範学院

①GHQによる接収

一九四五年九月に、聖路加国際病院と聖路加女子専門学校の建物はGHQによって接収された。教育施設としての建物を失った聖路加女子専門学校はいったん学生を郷里に帰したものの、同年一〇月には隣接する中央保健所の一部を教室として借り受け授業を再開した。(31)

②東京看護教育模範学院の設立とその後

第二次世界大戦後、GHQの占領政策の一環としての看護改革がおこなわれた。看護関連法規に基づいた看護行政をおこなうこと、看護教育のリーダーを育成し、新制度のもとに始められた専門学校教育の充実をはかり、より高い水準の看護を普及すること、第二次世界大戦前に教育を受けた看護婦の再教育をおこなうことなどがその内容であった。(32)一九四六年に聖路加女子専門学校と日本赤十字社救護看護婦養成部の合同による東京看護教育模範学院が、新たな看護婦教育のモデルスクールとして、設立された。(33)同年に、日本赤十字社、聖路加女子専門学校、GHQの三者間で教育についての下記六項目の覚え書きが交わされた。(34)

（1）トレーニングは日本赤十字社中央病院において六月一日より実施。

（2）三年間のカリキュラムは三者の代表によって組み立てる。

（3）インストラクターは三者によって任命される。

（4）聖路加の教員・学生は日赤の寮に住むように調整する。

（5）五名のGHQ看護婦が管理と教授を援助、学校の方針に関与しない。
（6）日本赤十字社中央病院を臨床実習のために使用する。

さらに同年一一月には、日本産婆看護婦保健婦協会が設立、一九五一年に現在の日本看護協会となった。[35] 一九四八年に保健婦助産婦看護婦法が制定され、一九五一年に改正保健婦助産婦看護婦法が出された。[36]

③第二次世界大戦後の看護改革に関わった人物

一九四〇年代から一九五〇年代前半のいわゆる看護改革には聖路加国際病院付属高等看護婦学校、聖路加女子専門学校、興健女子専門学校、東京看護教育模範学院の卒業生が関わった。表14はその代表的人物の一部である。

聖路加看護大学のウェブサイトには、このような卒業生の貢献について、「聖路加の看護教育を受けた先輩たちは、GHQ看護課とともに看護政策、教育、実践のすべてにおいて戦後日本の看護を「新しい看護」へと生まれ変わらせるための種まきをしました。わが国看護界の歴史に残るこの戦後看護改革に、これ程まで多くの聖路加出身者が係ることができたのは、おそらく大学卒業に相当する唯一の看護専門学校で教育を受けていること、またそれは、当時最も進んだ米国・カナダの教育内容であったこと、そして看護婦は云うまでもなく保健婦・助産婦・学校教員等、多くの看護分野に通用する資格を有していたこと等の理由によるものだと思われます。これらのはたらきにより、本学は看護教育の最高峰と位置づけられ今日に至っています[37]」と称えている。

第二次世界大戦前に聖路加で教育を受けた看護婦は、日本で、アメリカ合衆国に範を置く看護教育を十分に受けられる環境にあり、かつ、英語を主言語とする授業も受講していた。それゆえ、聖路加出身のうち特に優秀な看護婦は、GHQの関係者にとっては、共に看護改革を推進していくための者として適任であったのである。[38]

表14　戦後の看護改革期に関わった聖路加の卒業生

職　名	氏　名	卒業年
東京看護教育模範学院教員	湯槇ます	1924
	前田アヤ	1930
	高橋シュン	1935
	細貝玲子	1941
	檜垣マサ	1943
	吉田時子	1943
	内田靖子	1947
	今村節子	1947
現職看護婦のための看護教育指導者講習会委員	湯本きみ	1928
	平井雅恵	1928
	金子光	1935
厚生省主催保健婦教育協議会委員	永野貞	1932
	中道千鶴子	1938
	渡邊モトエ	1930
	橋本秀子	1941
保健婦のテキストの執筆及び再教育	岡田菊枝	1934
	中道千鶴子	1938
	永野貞	1932
国立大学の四年制看護学科創設期の看護教員	湯槇ます	1924
	中道千鶴子	1938
	橋本秀子	1941
	今村節子	1947
	木下安子	1948
	飯田澄美子	1952
	馬場昌子	1953

注：原本は,「姓（旧姓）名」を記載してあるが，本表では,「姓名」のみを掲載した.
出所：聖路加看護大学大学史編纂・資料室編（2013）『聖路加看護大学のあゆみ　改訂版』聖路加看護大学，4頁.

以下では、日本の看護婦職業の専門性のレヴェルを向上させるための制度の作成や教育活動に大きな影響を与えた数名の活躍ぶりを示す二つの新聞記事を紹介したい。

一九四八年四月二一日の『読売新聞』朝刊には、第二次世界大戦後初のロックフェラー財団の留学生として、聖路加女子専門学校主事であった湯槇ます(39)、聖路加国際病院内科病室の看護婦取締であった高橋シュン、厚生省公衆保健局所属の金子光(40)、公衆衛生院所属の中道千鶴子が選ばれたという記事が掲載された(41)（表14も参照）。

この記事のなかで、中道は、「前回いってから十年もたつのでその間米国の保健婦の仕事がどれほど進歩しているのかそれを期待しています。今までの日本も保健婦の仕事というものは広くて浅かった、技術官としてどのような技術が必要か、それをつかんで来たいと思っています」と抱負を語った。中道は第二次世界大戦前に海外の看護学を学ぶため、留学を経験していた人物であった。また、高橋は、「このような特別な米国の厚意による勉強が出来ることに感激しています。期間は私が一番長く一年間ありますので米国の長所を出来るだけ沢山吸収して来たい、特に見学したいのは結核の仕事です。それは日本にはまだ完備したサナトリウムがない、それで回復期にある人達をいかに米国では扱っているかそれをみて来て帰国後やりたいのが私の夢です」とコメントした。

帰国後の一九四九年に、彼女たちのうち、湯槇、金子、中道は、当時聖路加病院の院長であった橋本寛敏らとこの留学について振り返る座談会に出席した。[42]まず、金子は、ニューヨークとニューヘブンに滞在し、エール大学の医科研究科および公衆衛生学科の授業を受講した。そして、訪問看護婦協会の訪問を希望した。中道は、主にクリーブランドに滞在し、人を指導するための心理学を学んだ。そして、アメリカの大学の教育内容は進んではいるものの、学生は機械的に勉強し、要領の良い方法で成績をとっていると感想を述べた。湯槇は、トロントで、病院の看護婦監督、看護婦学校の校長などと机を並べた。学んでいく過程で、湯槇は、アメリカの看護教育は「職業教育」である一方で、トロントのそれは、「ヨーロッパの影響がずっと強いと思われます」と述べた。彼女が言及した「ヨーロッパの影響」とは、「職業教育への一般教育の反映」を意味した。さらに、「看護婦の地位が低いということは、これは日本ばかりでなく、ヨーロッパの各国、勿論南米の方もそうですが、何処の国でも同じような悩みをもっておりました」と回想している。この時期の日本の看護改革の全体の方向性を定めうる立場にあった彼女たちの第二次世界大戦直後のアメリカ合衆国およびカナダでの学びや経験は、大学教育を念頭に置いたその後の看護教育に反映された。

もう一つの記事は、日本の保健婦の第一人者の一人であった前田アヤに関するものである。前田は、一九五五年に、同じく聖路加出身であった永野貞（当時公立衛生院看護学部）とともにイギリス領フィジー島で開かれる世界保健機構（ＷＨＯ）西太平洋地域看護教育ゼミナール参加者として選出された。この記事で、前田は、この世界では「相当な大物」であると紹介されている。[43]前田は、一九二四年に鹿児島県立第一高等女学校卒業後、大阪プール女学校英文科に在籍し、その後、一九二九年に聖路加女子専門学校に転学、第一回卒業生となった。一九三〇年から一九三二年まで、ロックフェラー財団留学生として、コロンビア・ティーチャーズ・カレッジで公衆衛生学を専攻し、帰国後は聖路加国際病院公衆衛生看護部で働き、一九四〇年から一九四四年までは聖路加女子専門学校公衆衛生看護学教育主任であった。一九四九年から一九五〇年までは、トロント大学看護学部に留学し、その後は再び聖路加で研究教育活動を続け、一九七七年に聖路加看護大学を定年退職した。[44] 前田は保健婦資格が規定される以前に、先のヌノが来日した際に、彼女を助け、現在の保健婦に相当する職務内容を看護婦の仕事に加えるべく奮闘した人物の一人であった。[45] このように、第二次世界大戦前の留学経験を持ち、かつその学びをその後の看護婦としてのキャリアに生かしてきた前田は「諸外国との交流の必要性」について以下のように述べた。[46]

> そういった交流の中からお互いの良い所や、違いがはっきりしてくるわけだから、それはもちろん重要ですよ。ただ、それも西洋と東洋とどちらがいいかということじゃないと思うのね。あちらのものを取り入れる時も、そのまま、まねするのではなく、日本の実情に合ったものに変えていく努力をしなければ、逆に混乱を招くだけかも知れませんよ。それには、オリジナルをどこまで正しく理解しているかということと、そして、それを日本に導入する場合には、日本の文化や習慣、さらには経済的な面にも通じていなければならないかもしれない……

聖路加出身の卒業生たちは、第二次世界大戦後に、学生時代に習得したアメリカ合衆国の看護教育を基盤とする教育内容、英語を書き話す力という意味での語学の才能、組織としての聖路加がすでに持っていた欧米諸国とのコネクションを生かした。そして彼女たちは、アメリカ合衆国が中心となって牽引していた看護学と職業人としての看護婦のあり方を貪欲に、積極的に学んだ。このような志向の背景には、学歴レヴェルが低く、専門教育期間も短い看護婦が少なからずいるという日本の看護婦のあり方を変えたいという彼女たちの切実な思いがあった。

二　朝日新聞社会事業団公衆衛生訪問婦協会の設立と保良せき

第二次世界大戦前にアメリカ合衆国で実施されていた訪問看護婦の活動を、日本に伝え、そして実践し、看護婦の地位向上につなげたい。このような思いで看護婦としての仕事をおこなっていた者の一人が、保良せきという女性であった。

(1)　経　歴

保良せきは朝日新聞社会事業団公衆衛生訪問婦協会の主任となり、この会を運営した人物である。保良の人物像やキャリアについては、出版当時、存命であった保良へのインタビューを多く含んだ伝記[47]、この伝記をふまえつつ彼女の人物像に迫った著作[48]によって知ることができる。また、近現代の家族の歴史研究において、保良は大阪市の社会事業を支えかつ看護婦の地位向上のための活動した人物として登場する[49]。これらの内容をふまえて、以下では、保良が朝日新聞社会事業団公衆衛生訪問婦協会の主任に抜擢された経緯を示していく。

保良は、一八九三年に、長野県飯田市で、旧士族の家の三女として生まれた[50]。保良の生まれた飯田市は当時養蚕が盛んで、ルーテル教会、日本キリスト教会、メソジスト教会など、キリスト教の信者が少なからずいる町であった[51]。保良は生まれ育った家庭に関する「ご実家は裕福だったらしいですね」という問いに対して、「まあね、不自由はしませんでした」と回答している。また、保良は、女学生時代に、テニスをしたり[52]、バイオリンが弾けたりするなど、いわゆる「お嬢様」育ちであった[53]。そもそも保良は師範学校進学希望であったため、高等科に残っていたが、一九〇六年に、飯田高等女学校に進学することとなり、キリスト教ルーテル派教会で受洗している。[54] 保良は、同教会にいたフィンランド人の教員に、ナイチンゲール伝を紹介され、看護事業とキリスト教の関係性を教わるなどし、看護婦への志望を固めていった。[55] そして、一九一五年に東京慈恵会看護婦教育所に入学し一九一八年に卒業した。保良は、卒業後、ロスアンジェルス合同教会の田中義一氏に懇願し、一九二一年にアメリカへ渡ることになった。[56] 一九二三年に結婚し連れ合いのアドバイスもあり、伝道師ではなく、看護婦になる決断をした。そして、一九二四年に、保良は、コロラド州の看護婦の資格試験を受験し、日本人初のＲＮ（registered nurse）の資格を取得した。[57] この年に、コロラド病院看護学校の二年に編入し、卒業後はデンバー市の訪問看護婦として勤務することになった。[58] この時の経緯について、保良は次のように述べている。

日本の看護婦がね、学問がないとか、実地が下手だとか言われるのが癪でね。それで行ったの（筆者注：コロラド病院看護学校へ）。向こうではひとクラスが何ですよ。五、六人ですよ。先生がその学生を病院に連れていって、ちゃんと担当の患者を割り当ててくれる。責任を持たせて看護させるんです。日本みたいに大勢じゃないからできるのね。

（中略）

私は心臓病の患者を受け持たされてね。食事から何から何までやるわけ。いまここの幼稚園の給食の献立てはみんな私がやっているんだけど、それはそのときに習ったものなんです。栄養の配分とかカロリーの計算とかね。[59]

と述べ、日本とアメリカ合衆国の看護教育の違いを説明した。

また、保良の職業人としての待遇へのこだわりが興味深い。保良は、デンバー市で訪問看護をおこなっていた際に、月給額について、争った経験を持つ。

そう。癪にさわるのは、私は白人と違って月給も安いの。私が七十五ドルだとしたら、白人は百ドルくらいとってたわねえ。うすうす友達にきいたところによると、日本人は生活程度が低いから、というわけ。だから私、どんな家に生まれて、どんな仕事をしてきたか聞いてみい！　あんた達よりゃよっぽどいい暮しをしてるんだからと言ってやったことがある。(60)

この発言からは、異国の地であっても物怖じせず、能力と貢献度に見合った賃金を要求するという一職業人としての保良の自負と毅然とした姿勢がうかがえる。

その後、保良は、一九二六年からマサチューセッツウースターで伝染病の修士課程を取得し、ニューヨークに出た。さらに、保良は、看護部と保健部があったコロンビア大学・ティーチャーズカレッジで四年間勉学した。(61)有名なヘンリーストリート・セツルメントの創始者リリアン・D・ウォルド(62)が同学校の学生の実習を受け入れていたため、保良は、彼女から、直接、公衆衛生看護を習う機会を得た。(63)このことが、その後の保良の日本での活動に大きく影響することになった。保良は、一九二九年に、父親の病気も一因となって帰国することになった。(64)

(2)　主任としての活躍

①就任の経緯

保良が帰国することになった頃、大阪府では社会事業が活発になりつつあり、(65)この流れのなかで、保良は、朝日新聞社会事業団が計画していた公衆衛生訪問婦協会を運営することになった。一九三〇年の『朝日新聞』大阪版の記事によると、公衆衛生訪問婦協会は、「教養ある看護婦を養成し親しく家庭を訪問、一般家庭の懇切な良友となりまた家族の一員としての心持ちで公衆衛生の立場から妊産婦、病人の合理的手当から一般衛生、栄養食の調理方繃帯湿布、灌腸、救急処置などに至るまで親切丁寧に指示誘導しすべての家庭を明るく国民の健康増進を期して社会的欠陥の根元を絶とうというもの」であった。[66] 保良の助手には、「最近まで東京市立森川産院の婦長として勤め米国ロックフェラー財団から推薦されエール大学で「公衆衛生」について一ヶ年修業した塚越婦美子女史」と「東京赤十字社で修業後千葉赤十字病院で看護婦監督をしていた大谷常子女史」が選ばれた。[67] このように、公衆衛生訪問婦協会は、先に見た聖路加に同じく、公衆衛生を主体的に担うアメリカ合衆国に範を持つ看護婦のあり方を、日本にも普及させようという目論見もあって設立された団体であった。[68] このような方向性は、保良の以下のコメントからも確認できる。

「予防は看護に勝る」私どものモットーはこれです、アメリカではこの訪問看護婦の事業が広く理解され今では至るところにこの種の事業の発達を見ておりますが、何れも教養と技術と人格の高い人ばかりでほんとうに力強く感じました、もともと中産階級および無産階級本位の事業ですから派遣費を出せない人々には無論無料ですが、いろんな訪問から寄附や支持があり事業は益益意義深く続けられています。[69]

当初、これら訪問婦の月給は七〇円から八〇円であり、保良については一〇〇円と、破格の高待遇であった。[70] 保良は、看護婦としての輝かしいキャリアを持つ一事業家としてのスタートをこの時切ったのであった。

②事業内容

では、朝日新聞社会事業団公衆衛生訪問婦協会に所属する訪問婦は実際に何をしていたのだろうか。同会の事業報告を用いて示す。[71]

まず一九三六年の段階で、この会には主任である保良のほかに、訪問婦が一〇名、保母が一名、保母補佐が一名、書記が一名、給仕が一名所属していた。そして産婦人科、小児科、内科の嘱託医師が一名ずつ、[72] 茶道および生花およびクラブ指導者としての嘱託教師が一名ずついた。同会は大阪市北区万歳町に位置し、東淀川区、此花区、天王寺区にも出張所があった。(73)

同会の一週間のスケジュールは、以下のように示されている。

毎日の家庭訪問　午前九時～午後五時

保育学校　同右

（火曜日）妊産婦相談および駆黴注射(74)　午後二時～午後四時　午後四時～午後六時

（木曜日）乳幼児健康相談　午後二時～午後四時

（金曜日）成人夜間健康相談　子供クラブ　諸集会　午後七時～午後九時

（土曜日）就学前児童健康相談　午後二時～午後四時　栄養の組　精神衛生相談　午後四時～五時(75)

この予定を見る限りでは、同会の業務の中心は「健康相談」であったことがわかる。この訪問婦が担当した「健康相談」について同会の書記が書き起こしている一週間の記録からさらに詳しく見ていこう。

火曜日の「妊産婦相談」については、「I医師担当、受診者三五名、最高記録、新患三五名、最高記録、新患一〇名訪問婦は場所せまきをかこつ」とある。(76)そして、毎月一回その月の新患のなかから妊婦を集めて「母の会」を開き、「妊婦に対して一般的智識をあたえ、最も合理的に健康児を生む様又安全に分娩出来るように教え」た。(77)

木曜日の「乳幼児健康相談」については、「来班者一一五名、N医師、新患一五名、調乳法と授乳時間の不正確と、厚着の習慣の多いのには訪問婦もたじろぐ」(78)とある。土曜日の「就学前児童健康相談」については、「N医師、受診者一九〇名内新患一五名、BCG注射施行者四二名」(79)、「満二才以上から十五才までの子供が母親に伴われてやって来る、この日の食餌当番の訪問婦は理想的な食餌見本を調えてお母さん方に実物を以て説明する、林檎のゼリー、芋羊羹、カスタード、ライスケーキ、胡麻クキース、葛餅、ふかし饅頭等手軽に出来る間食物が偏食の子供の食慾をそそっている」とある。[80]この二つの相談における病類別件数は、主に消化不良や扁桃腺炎などの「消化器系疾患」の相談、健康相談、気管支カタルや感冒、風邪などの「呼吸器系疾患」の相談であった。[81]

金曜日の「成人夜間健康相談」については、「M医師担当、受診者三三名、新患一三名、Y、S両訪問婦介輔」[82]、「昼間働いている人達のために主として内科的診断が下されるが結核の早期発見が多い」[83]とある。この相談についても、病名別の相談件数が確認可能で、肺尖カタル患者を多く含む「呼吸器系疾患」、脚気を最も含む「新陳代謝疾患」がそれに続いた。[84]

このほか、訪問婦の仕事として目立つのは、「社会奉仕」カテゴリーに含まれる「他の社会事業団体への連絡」「入院手続」「病院紹介」という仕事であった。[85]先の日誌にも、一人の訪問婦が、赤十字病院、バルナバ病院、扇町産院に妊婦の付き添いで訪れたと記されている。[86]

このような同会の活動の青写真は、保良によって、描かれたものであった。保良は、訪問看護婦奉仕制度の主たる目的を「健康教育」におき、「病人を看護するということよりも病人を作らぬよう実生活の改善向上と衛生知識の普及といった方面に主力を注がねばならぬ」と主張した。[87]つまり、保良は、日本の看護婦に、「病気にならないようにするための知識」を内容とする「健康教育」を、妊産婦を中心として広く中産階級以下の人々に対して伝えていくために、その役割を実践できる場を自らの能力で開拓した看護婦であり、経営者でもあった。この朝日新聞社会事業団公衆衛生訪問婦協会は一九三八年に解散したが、保良はこの事業所をゆずりうける形で一九四四年まで継続した。[88]

保良は、朝日新聞社会事業団公衆衛生訪問婦協会の仕事をしながら、ＩＣＮ（International Council of Nurses）加入の条件づくりのために、一九三一年から一九四一年まで個人雑誌『看護婦』を発行した。また、全国の公衆衛生看護婦を統合し職能団体をつくるために朝日新聞に働きかけて保健婦大会開催を実現させるなど、日本の看護婦の能力と地位向上のための活動を第二次世界大戦前から精力的におこなった。[89]

(3) 看護課課長として

そして、第二次世界大戦後、ＧＨＱの公衆衛生福祉局に看護課が置かれ、看護課長のオルトの指揮のもと、多くの看護政策が実施された。[90] 保良は、一九四八年七月に、厚生省医務局看護課の初代課長に就任した。保良が選ばれた理由は、アメリカで看護教育を受けＲＮの資格を持っていたのが当時保良のみであったこと、英語能力を重視されたこと、保良がアメリカ合衆国留学時代に教えを受けた Isabel Maitland Stewart が日本におけるＧＨＱの看護政策に協力し保良を推薦したことなどにあった。[91]

しかしながら、保良は約二年間でこの職を辞した。ある先行研究では、「保良の考えや行動は厚生省職員らとの間に様々な軋轢を生み」、「一九五〇年六月二二日に解任された」と解釈されている。[92] 保良の部下として働いていた看護婦たちは、保良の看護課長としての働きぶりについて、「初代のむずかしさ」[93]、「（筆者注：ＧＨＱの示す理想論と、戦後の混乱期のきびしい現実との）板挟みというよりむしろ、ＧＨＱの力をうまく利用されたと思います。こっちの方針を通すために努力したんじゃなく、向こうさまの気に入るように努力されたんじゃないですか」[94]、「とにかく司令部じゃ言うことをきかない医者は即刻クビにしろだし、医者は医者で、いまはハイハイ言ってるけど、彼らが帰ったら全部元に戻してやるんだ、といった気持ちですからね。そんななかに保良さんがいるんだから、あの状況じゃ保良さんがどんなにあれでも、そう蛮勇はふるえなかったと思いますよ」[95]などと評している。保良自身もまた、厚生省時代のことを語りたがらなかったという。[96]保良は、厚生省看護課長を辞した後、一九八〇年に亡くなるまで、幼児教育に専念した。

注

（1）聖路加看護大学大学史編纂・資料室編（二〇一三）『聖路加看護大学のあゆみ　改訂版』聖路加看護大学、九頁。
（2）同右、一〇頁。
（3）同右、二頁～三頁。
（4）「〔広告〕内科、外科、婦人科／東京市京橋区　聖路加病院」『読売新聞』朝刊、一九〇三年一月七日。
（5）聖路加看護大学大学史編纂・資料室編（二〇一三）、前掲書、一〇～一一頁。
（6）「ロックフェラー財団を見学に行く看護婦さん　聖路加病院の荒木いよ子さん」『読売新聞』東京版朝刊、一九二七年八月九日。
（7）聖路加看護大学大学史編纂・資料室編（二〇一三）、前掲書、一一頁。
（8）拡張過程を経営学の手法を用い組織論の観点から分析した論文として、羽田明浩（二〇〇九）「病院組織の発展段階モデルの検証―聖路加国際病院の事例研究」『ビジネスクリエーター研究』vol. 1、五一～六六頁がある。
（9）聖路加国際病院ウェブサイト　http://hospital.luke.ac.jp/about/history/index.html 二〇一六年三月一五日閲覧。
（10）「国際病院の新設　聖路加病院の拡張計画」『読売新聞』朝刊、一九一一年一二月一六日。
（11）聖路加国際病院八十年史編集委員会（一九八二）『聖路加国際病院八十年史』聖路加国際病院。一一頁も参照。
（12）同右、一一頁。
（13）「〔婦人付録〕来朝せる女性建築師　東洋随一の国際病院を新築するに就いて語る」『読売新聞』東京版朝刊、一九一七年七月二〇日。
（14）寄付金集めのしくみについて、ロックフェラー財団やプロクター・アンド・ギャンブル社との強い結びつきを示す、以下のような記述がある。「最初から米国聖公会はトイスラーにとって強い支えになっていました。募金活動の手助けをするため、米国聖公会信者の有志によりアメリカン・カウンシル（American Counsil for St. Lukes）という後援会は早くから（一九一〇年（明治四三）ごろ）発足され、一九三一年（昭和六）にニューヨークで財団法人として設立されました。戦前、アメリカン・カウンシルの主な役目は米国聖公会本部から管理上の支援を受けて、プロクター・アンド・ギャンブル社のウィリアム・プロクター氏やロックフェラー財団のジョン・D・ロックフェラー氏などから、多額の寄付金を受け取り、その運用と管理をすることでした」聖路加国際病院八十年史編集委員会（一九八二）、前掲書、二三頁。

（15）ロックフェラー財団のこの時期の活動に関する研究動向については、平体由美（二〇一二）「研究史展望：ロックフェラー財団の医療・公衆衛生活動と文化外交」『札幌学院大学人文学会紀要』九二、一一一～一一八頁を参照。医学史のなかでのロックフェラー財団の位置付けの理解には、William Bynum（鈴木晃仁・鈴木実佳訳）(2015)『医学の歴史』丸善出版の第6章が役立つ。また、ロックフェラー財団の歴史については、John Farley, "To Cast Out Disease: A History of the International Health Division of the Rockefeller Foundation, (1913–1951)" (英語), Oxford University Press, USA, 2003.

（16）聖路加国際病院八十年史編集委員会（一九八二）、前掲書、二二頁。

（17）「看護婦養成に巨額を　聖路加女子専門学校へ　ロ財団から」『朝日新聞』東京版朝刊、一九三三年二月二五日。

（18）聖路加看護大学大学史編纂・資料室編（二〇一三）、前掲書、一一頁。

（19）同右、六頁。

（20）聖路加女子専門学校（一九四一）『聖路加女子専門学校一覧』聖路加女子専門学校、一五頁。

（21）Alice. C. St. John は Ackensack 病院（アメリカ合衆国ニュージャージー州）で看護教育を受けた。コロンビア大学大学院で看護と公衆衛生を学んだ。一九一八年に米国聖公会から東京へ赴任した。一九四一年に帰国。聖路加看護大学大学史編纂・資料室編（二〇一三）前掲書、一頁。

（22）同右、二頁。

（23）Christine M. Nuno は一九二五年から一九四〇年まで日本に在住し、公衆衛生看護法、個人衛生、公衆衛生等を担当した。同右、一六頁。

（24）同右、二頁。

(25) 同右、八頁。
(26) 文部科学省ウェブサイト http://www.mext.go.jp/b_menu/hakusho/html/hpad196201/hpad196201_2_012.html 二〇一六年三月一六日閲覧。
(27) 聖路加女子専門学校（一九四一）、前掲書、一二～一三頁。
(28) 聖路加看護大学大学史編纂・資料室編（二〇一三）、前掲書、三二頁。
(29) 聖路加女子専門学校（一九四一）、前掲書、三頁。
(30) 聖路加看護大学大学史編纂・資料室編（二〇一三）、前掲書、三三～三四頁。
(31) 同右、三八頁。
(32) 同右、四〇頁。
(33) 東京看護教育模範学院以外に、国立岡山病院附属模範高等看護学院、国立東京第一病院附属高等看護学院が指定された。同右、四六頁。
(34) 同右、四七頁。
(35) 同右、四一頁。なお、日本看護協会のあゆみは、日本看護協会（一九六七）『日本看護協会史　第一巻（昭和二一～三二年）』日本看護協会出版会、同（一九六八）『日本看護協会史　第二巻（昭和三三～昭和四二年）』、同（一九七八）『日本看護協会史　第三巻（昭和四三～五二年）』、同（一九八九）『日本看護協会史　第四巻（昭和五三～六二年）』、同（一九九六）『日本看護協会史　第五巻（昭和六三～平成八年）』、同（二〇〇一）『日本看護協会史　第六巻（平成八～平成一二年）』、同（二〇〇八）『日本看護協会史　第七巻（平成一三～一七年）』参照。
(36) 保健師助産師看護師法の成立および改正過程は、看護婦資格を高度なものに位置づけるための戦いの歴史でもあった。このような看護婦当事者による活動の歴史は、保健師助産師看護師法六〇年史編纂委員会（二〇〇九）『保健師助産師看護師法六〇年史』日本看護協会出版会を参照。
(37) 聖路加看護大学『Lukapedia: 聖路加看護大学　ともにつくる歴史事典』http://lukapedia.slcn.ac.jp/index.php?title=戦後日本の看護改革と聖路加の卒業生達の記述を引用。二〇一六年三月一〇日閲覧。
(38) 看護改革の担い手が聖路加出身者に集中したことで、戦後の助産婦制度が影響を受けたという指摘がある。大林道子（一

九八九）『助産婦の戦後』勁草書房、二二六～二三〇頁。

(39) 湯槇ますは、岡山県出身で、一九二四年に聖路加高等看護婦学校卒業後、聖路加国際病院に勤務した。一九二七年にはロックフェラー奨学生として米国シモンス大学に留学して外科看護・麻酔学を学んだ。一九五四年に東京大学医学部衛生看護学科助教授に就任し、一九五八年、教授に昇進し一九六五年に退官した。一九五九年に日本看護協会第三代会長に、一九六五年に日本看護協会第五代会長に再任され、一九七七年に第二六回ナイチンゲール記章を受賞した。聖路加国際大学ウェブサイト http://lukapedia.slcn.ac.jp/index.php?title=湯槇ます 二〇一六年三月一〇日閲覧。

(40) 金子光は、東京都出身で、一九三五年に聖路加女子専門学校、一九三六年に聖路加女子専門学校研究科を卒業した。一九四〇年にカナダ・トロント大学看護学部専攻科を卒業した。上記の留学中には、米国・エール大学に入学し公衆衛生学を学んだ。一九四一年には厚生省に入省し、厚生技官、同看護課長を経て、一九六〇年には東京大学医学部衛生看護学科助教授に就任した。一九六六年から一九六八年には日本看護協会第六代会長を務めた。一九七二年には衆議院議員に当選し、社会党に属して、一九九〇年に議員を引退した。同右、http://lukapedia.slcn.ac.jp/index.php?title=金子光 二〇一六年三月一一日閲覧。なお金子は第二次世界大戦後の看護改革について書物を出版している。金子光（一九九四）『看護の灯高くかかげて：金子光回顧録』医学書院。

(41) 「渡米代表きまる ロ財団の招聘 看護婦と保健婦」『読売新聞』東京版朝刊、一九四八年四月二一日。

(42) 橋本寛敏他（一九四九）「アメリカ看護界見たまま」『看護学雑誌』第六巻第二号、六二～七八頁。

(43) 「時の人：WHO看護教育ゼミナールに赴く・前田アヤ」『読売新聞』東京版朝刊、一九五五年六月二一日。

(44) 石井亨子（一九八八）「公衆衛生看護の草分け 聖路加看護大学名誉教授・前田アヤさん」『看護学雑誌』五二巻一号、五一頁。

(45) 前掲「時の人」。

(46) 石井亨子（一九八八）、前掲論文、五七頁。

(47) べっしょちえこ（一九八〇）『生れしながらの わが国保健事業の母 保良せき伝』日本看護協会出版会。

(48) 相澤譲治（二〇〇一）『シリーズ福祉に生きる41 保良せき』大空社。

(49) 樋上恵美子（二〇一六）『近代大阪の乳児死亡と社会事業』大阪大学出版会、二二四～二二九頁。

(50)　べっしょちえこ（一九八〇）、前掲書、二三五頁。
(51)　同右、二三頁。
(52)　同右、三一頁。
(53)　同右、三一〜四〇頁。
(54)　同右。
(55)　同右、四一頁。
(56)　同右、五〇頁。
(57)　同右、六六頁。
(58)　同右、二三七頁。
(59)　同右、六八頁。
(60)　同右、七〇頁。
(61)　同右、七二頁。
(62)　リリアン・ウォルド（阿部里美訳）（二〇〇四）『ヘンリー・ストリートの家：リリアン・ウォルド〜地域看護の母〜自伝』日本看護協会出版会を参照。
(63)　べっしょ（一九八〇）、前掲書、七二頁。
(64)　同右、二三八頁。
(65)　大阪府の社会事業の詳細は、樋上恵美子（二〇一六）、前掲書を参照。
(66)　「家庭の懇切な友　病気の手当やら子供の世話をする公衆衛生訪問婦協会　あす本社で発会式を挙行」『朝日新聞』大阪版朝刊、一九三〇年八月一日。
(67)　同右。
(68)　このことに関連して、聖路加のトイスラーと保良はニューヨークで会ったことがあり、聖路加の公衆衛生看護部就任の要請があったという。ところがヌノ女史の月給四〇〇円に対する保良の一〇〇円という待遇に保良の自尊心は傷つき、結果、保良の聖路加行きは立ち消えになったというエピソードが掲載されている。べっしょ（一九八〇）、前掲書、八二〜八三頁。

(69) 同右。
(70) 同右、八九頁。なお、保良は、「いや、百十円出すって言うの、はじめはね。それだもんで、そんなに要らんって私言ったの。百円でいいって。とにかく金を受け取りに行く郵便局でびっくりしとるんですものね、(略)」とは発言している(同右、九六頁)。
(71) 朝日新聞社会事業団編(一九三五)『朝日新聞社会事業団公衆衛生訪問婦協会第四周年事業報告』朝日新聞社会事業団および同(一九三六)『朝日新聞社会事業団公衆衛生訪問婦協会第五周年事業報告』
(72) 朝日新聞社会事業団ではなく保良が個人的に医者を雇っていた。べっしょ(一九八〇)、前掲書、九九頁。
(73) 朝日新聞社会事業団編(一九三六)、前掲書、一頁。
(74) 黴毒注射の実施は、たびたび流産する人の血液を調べると黴毒患者が目だったという保良の知見により、彼女の判断で、薬を飲ませたり、注射をしたとある。べっしょ(一九八〇)、前掲書、九九頁。
(75) 朝日新聞社会事業団編(一九三六)、前掲書、表紙裏(頁なし)。
(76) 同右、一四頁。
(77) 同右、一七頁。
(78) 同右、一五頁。
(79) 同右、一三頁。
(80) 同右、一八頁。
(81) 同右、三〇頁。
(82) 同右、一五頁。
(83) 同右、一八頁。
(84) 同右、三四〜三五頁。
(85) 同右、四二頁。
(86) 同右、一四〜一五頁。
(87) 同右、二一頁。

(88) 保良は朝日を辞めた理由について、「もう時期。個人がやっておる時代じゃないと思って。それまではね、毎日新聞の方で助産婦の無料奉仕があったの。ところが、もうそんな無料奉仕する時代じゃないと思って手を引いた。ほれだから私も時勢に応じて行かなきゃいけないと思って退職したの」と述べている。べっしょ(一九八〇)、前掲書、九九頁。
(89) 同右、二三九頁。
(90) 大石杉乃・芳賀佐和子(二〇〇四)「保良せきと第二次世界大戦後の看護改革」『慈恵医誌』第一一九号、三〇三頁。
(91) 同右、三〇八頁。
(92) 同右、三〇三～三一三頁。
(93) べっしょ(一九八〇)、前掲書、一六二頁。
(94) 同右、一六五頁。
(95) 同右、一七五頁。
(96) 同右、一五七～一五八頁。

第7章　小学校で働く看護婦

第5章、第6章で見たように、特に一九二〇年代以降の日本では健康を増進し疾病を予防するための「新しい」方策が国民に対して積極的に講じられようとしていた。このような流れのなかで、将来の日本を支える児童、彼ら・彼女らを産む妊産婦の健康問題がより注目されるようになった。

学校衛生は学校に通う児童の健康増進および疾病予防を目指した事業の総体であった。学校衛生を担う主体は、教員であり、学校医であり、看護婦であった。

本章では、このうち、学校看護婦をとりあげる。学校看護婦は一九〇五年に初めて岐阜県羽島郡竹ヶ鼻尋常高等小学校および笠松尋常高等小学校に置かれた(1)。学校看護婦の職務内容は、二〇一四年に雑誌『養護』および『学童養護』が複刻されたこともあり、詳細に確認できる。これら雑誌群は、一九二〇年の帝国学校衛生会学校看護部設置にともない、常勤職員としての地位を確立していない学校看護婦の実践の探求、調査・研究・指導のために刊行されたものであった。雑誌『養護』は、一九二九年から一九三二年までの月刊誌であり、雑誌『学童養護』は、一九三三年から一九三七年まで刊行され、帝国学校衛生会機関誌の『学校衛生』に統合され廃刊となった(2)。

このような史料状況をふまえつつ、本章では、第一に、一九二五年に発行された『学校看護婦ニ関スル調査(3)』（以下、「一九二五年調査」と記述）を用いて、この時点での学校看護婦の設置状況、職務内容、待遇を明らかにする。第二に、雑誌『養護』および『学童養護』に掲載された調査群を用いて、学校看護婦の養成状況と待遇がいかなるものであって、かつ、どのように推移したのかを記述する。第三に、学校看護婦自身の待遇や役割に関する主張をとりあげる。

一　調査に見る学校看護婦の特性

①設置状況

まずは、一九二五年調査より、学校看護婦の設置状況を概観する。(4) 一九二五年における学校看護婦の設置件数は二一四件であり、学校看護婦数は三一六名であった。一九二二年の調査では、六〇件および一一二名であり、件数、人数ともに大きく伸びた。学校看護婦の設置者とその件数は、「学校」が一五八件、「市」が二六件、「町村及び町村組合」が二〇件、そのほか「省並びに直轄学校」「区」「日本赤十字社」であった。学校看護婦養成の経費の出所は、「市費」が一〇六名、「町村並町村組合費」が八九名、「区（学区を含む）」が六三名、「学校費（校友会費、寄宿舎費を含む）」が二八名、「日本赤十字社費」が一一名、「其の他の公益団体の出費」が一八名であった。学校看護婦の資格は、「看護婦資格」が一五九名、「看護婦および産婆の資格」が九五名、「産婆」が一二名、「準看護婦と報告せる者」が八名、「教員」が八名であった。学校看護婦の執務の中心はトラホームの治療介補と一般学校衛生であった。

一九二四年の『読売新聞』朝刊によると、「学校看護婦を普及してほしい」という要望が多く、講習会を開いたところ、効果が認められたため、「欧米の進歩した制度」を学び、学校看護婦養成計画を進めるつもりだと書かれてある。そして、学校看護婦は一般看護婦とは「違う」と見なされている。つまり、学校看護婦は学校衛生に関する知識と技能を要するので、学歴は「高等女学校以上」であるべきとした。また学校看護婦は「大した仕事ではない」ように思われているけれども、それは間違いであり、特に児童保健における学校看護婦の役割は、学校医以上に、重要であると記されている。しかしながら、日本は欧米のような特殊の養成機関を持っていないので、当分は講習会によって学校看護婦養成に努めるとした(5)。

そのほか、一九二五年に発行された『読売新聞』朝刊には、「文部省へ米国から学校看護婦が来る　来月数名招聘して実地に指導を受ける」(三月二一日)、「学校看護婦養成の準備委員に文部省から命ぜられた新帰朝の聖ルカ病院看護婦　名出文子さん」(七月一八日)、「これからは学校看護婦をうんと作る　文部省の方針」(一一月一〇日)が掲載されたことからも、学校看護婦養成に対する関心が高まっていることがわかる。また、一一月一〇日の記事では、当時文部省衛生課長であった北豊吉が以下のようなコメントをしている(6)。

　ところが困るのは普通の病院に勤めた看護婦が学校看護婦を志願して勝手がまるっきり違うので非常に困るらしい。これは当然のことで学校看護婦は教育方針と相俟って効果を挙ぐべきもので病院のように病人ばかり看護する専門的の仕事だけではない。故にその点をよく飲み込まないととんだ失敗をやることがある。文部省では一一年から毎年講習会を開催して来たが今度から更に実地見習い期間を設けこれを指導者に今後優秀者をドシドシ養成するつもりである。

②何をするどのような存在である「べき」？

ここでは、学校看護婦養成の青写真がどのように描かれていったのかを見ていく。第5章で、日本赤十字社が第一次世界大戦を経て戦時救護だけでなく平時事業も大々的に展開しはじめたと記した。この平時事業には、児童保護事業が含まれ、日本赤十字社はその遂行に積極的であった。それゆえ、日本赤十字社が標榜する「赤十字社児童保護事業」と文部省が推進する「学校衛生」は、児童に対する健康増進や疾病予防という共通の目的を持って推進された。それゆえ、日本赤十字社が発行している雑誌『博愛』には、学校衛生の推進と学校看護婦の養成に関する寄稿がいくつか見られる。

まず、一九二二年に、当時文部省学校衛生課長であった北豊吉は、学校衛生と児童保護事業は、どちらも児童の向上発展をはかる目的である以上、切っても切れない関係があると指摘している。そして、北は、学校衛生で病気を取り扱うだけでは不十分であり、教育から生じる様々の弊害を研究し、これらの害を取り除くことに努め、生徒に完全な教育を施す必要があると述べた(7)。続いて北は、一九二四年に、日本赤十字社顧問として一年間、ドイツ・イギリス・アメリカの視察に行き、その結果を報告している。このうち、学校看護婦の記述はアメリカ赤十字社視察の項に多い。北は、ニューヨークでも公衆衛生看護が大きな仕事になっていること、公衆衛生に携わる者は巡回看護、貧民への家庭訪問をしつつ、学校看護婦としても働いていると述べた。そして、このような看護婦は自治体に一三〇〇人もおり、妊婦の世話、身体検査、障害者の子供の世話、栄養不良の児童への栄養供給、結核予防など、その仕事は多岐にわたると報告した。また北は、文部省の方針により日本赤十字社東京支部から看護婦一名を学校看護婦として派遣したが、日本では、アメリカ合衆国とは異なり、事業の責任や命令権の所在ばかりが問題になったと報告し、そのことについて「遺憾である」と述べている(8)。

次に、一九二四年の同じ号には、文部省学校衛生官の吉田章信の寄稿も掲載された。ここでは学校看護婦の身分、起源と発達、業務、効果が語られた。このうち学校看護婦の業務は、大きくは「校内業務」と「校外業務」に分けられるとある。「校内業務」は、設備衛生の視察、児童の観察、教授の視察、体育運動の視察、疾病の治療および診療設備の整理、身体検査の補助、衛生教育の補助、学校給食の介補、調査事務および講話の補助であった。「校外業務」

は家庭訪問、家庭訪問に関する注意、運動会・遠足・郊外教授等の勤務であった。そしてこれら業務を通して、軽症疾病の治癒が早くなり、社会階級による疾病治癒率の不公平が矯正でき、学校内および家庭の一般衛生状態が改善される効果が期待できるとした(9)。

先に述べたように、文部省と日本赤十字社は、児童保護事業と学校衛生の遂行という共通の目標で結びついたがゆえ、文部省の意思決定に日本赤十字社関係者の意向も多かれ少なかれ反映されたと推測される。二つの機関はまずは学校看護婦が何を業務として何を担うのかを理解するため、アメリカ合衆国やヨーロッパ各国の公衆看護の詳細を視察し、日本のそれに応用しようとした。学校看護婦は、学校医を助け、学校衛生に関わるすべての業務を担いうる存在として定義された。

③設置および執務状況

一九二五年調査によると、学校看護婦の設置者は、「学校」が最も多い。そこで、学校看護婦はどのような勤務条件で雇用されていたのかを確認する。表15は、各小学校別に、経費の出所、予算、看護婦の属性をまとめたものである。

これによると、学校看護婦を雇用するための予算はあらかじめ決まっており、小学校所在地の市町村、近隣の日本赤十字社の支部が負担していたことがわかる。

日本赤十字社が一九二〇年代後半に推進していた学校看護婦養成の動きもあり、これら小学校で日本赤十字社出身の看護婦が勤務していた場合があったことも確認された(10)。

続いて、一九二三年一〇月から一九二四年三月の南行徳尋常高等小学校の執務状況を示そう。具体的には、傷病者

表15　個別小学校における学校看護婦雇用経費の概要

学校名	経費の出所	経費予算	調査時の学校看護婦資格
京都府天田郡 惇明尋常高等小学校	福知山市	看護婦給　600円 月1人50円	看護婦（1人）
京都府與謝郡 宮津尋常高等小学校	宮津尋常高等小学校計上費	T12：看護婦給540円 T13：看護婦給576円	看護婦（京都府免状）
千葉県 銚子尋常高等小学校	手当は日本赤十字社千葉支部と町費で半額ずつ.	T12：277円，ただし手当は半額を計上．同年9月1日より設置． T13：710円．需用費に不足あるときは一般校費より流用予定.	看護婦（日本赤十字社救護看護婦養成所卒業）
千葉県 南行徳尋常高等小学校	南行徳村役場	T12：230円 T13：420円	赤十字救護看護婦，産婆
千葉県 木更津尋常小学校	俸給の半額は日本赤十字社千葉支部その他は木更津町	T12：576円 T13：654円	千葉県看護婦免状を有する者，日本赤十字社千葉支部救護看護婦長

出所：文部大臣官房学校衛生課（1925）『学校看護婦ニ関スル調査』96～113頁.

応急救護、室温調査、病弱児童、児童発育調査、児童口腔調査、衛生材料消毒および薬品調剤、衛生材料再製および器械器具薬品購入、児童看護、一般衛生、学校衛生、以上に関する協議事項であった。このうち、傷病者応急救護は「凍傷」の多さが目立っており[11]、病弱児童は「トラホーム患者」の人数が多かった。また同小学校は毎月一回衛生デー、衛生講演会を実施し、家庭に以下のような宣伝ビラを配ったとある[12]。

風は万病の本

だんだんうすら寒くなって来ました、かわいいお子様方に風の注意が肝要で御座います、れには、《ママ》

1、冷水摩擦を行わせること　2、厚着や襟巻、手袋等を濫用せぬ事　3、学校に相当の薬品とそれから看護婦が参って居りますから若し健康に異常が見えました節はご遠慮なく申出て下さい。

油断大敵ころばぬ先の用心が大切で御座います。

（一一月分抜[13]）

さらに学校医が来校した際には、就学児童の体格検査を

実施し、病弱児等の処置を協議したとある。(14)

このように学校看護婦は、児童が健康であるかどうかを公衆衛生の理論に基づいて多方向から分析調査し、「健康である児童」と「健康でない児童」を分ける役割を担った。そして、健康である児童に対しては今後も病気にならないようにする方策を伝授し、健康でないと判断された児童についてはそのための方策を示す存在であった。

二　学校看護婦の養成状況と待遇

雑誌『養護』および『学童養護』には、一九三〇年、一九三一年、一九三四年、一九三六年に公表された全国の学校看護婦に関する調査が掲載されている。そこでまずはこれらの調査から確認可能な当時の学校看護婦の養成状況とその待遇を見てみよう。

表16　学校看護婦設置状況と待遇
(1925〜1935)

西暦	設置件数	人数	俸給及び手当総額	平均月俸額
			(千円)	(円)
1925	—	306	—	—
1926	—	378	—	—
1927	464	971	480	41
1928	572	1,199	573	32
1929	696	1,438	694	40
1930	1,885	1,618	692	34
1931	2,032	1,824	749	34
1932	2,066	2,100	798	35
1933	2,409	2,398	904	35
1934	3,230	3,092	1,161	34

注：表中の「—」は「不明」を意味する．
出所：文部大臣官房体育課「全国学校看護婦に関する調査（昭和九年度）（下）」『学童養護』第9巻第2号，1936年2月，37頁．

表16は、一九二〇年代後半から一九三〇年代前半における学校看護婦の設置状況と待遇である。これら数値の推移はどのように評価されたのだろうか。

まず一九三一年に公表された調査によると、設置件数および人数の増加が功を奏して、学校看護婦の役割は、保健分野のみならず、虚弱児童の体質改善、疾病異常の処置、衛生訓練の実施など、学校衛生全般に及んだとある。しかも不況による教育費節減の圧力があるにもかかわらず、学校看護婦は全国に普及

経費内訳	講習内容	備　考
講師および嘱託給	60時間，学校衛生学と看護学，実習は県立病院で実施.	1936年からは第2，3学期に実施.
教授嘱託手当．特別看護法教授のため要する費用，実習に要する機械設備費用.	家事科教授時間中毎週1時間，実習は教授時間に実施．長期休業中は日曜日に適宜実施.	
講師手当800円，事務手当60円，生徒旅費152円，実習費200円.	外科看護法，小児科および内科看護法，学校衛生一般など.	
校費	救処置ならびに洗眼に従事し相当の成果を収めている.	
記載なし.	講習修了者を郡内小学校に代用教員として勤務させ普通学級担当のかたわら，学校衛生の事務にあたる．教育学，学校衛生学，看護学を学ぶ.	
教官手当720円，実習費150円，教務補助手当60円，書記手当60円など.	学校衛生学，学校看護学，衛生学，細菌学等，学校衛生関連科目.	毎年約20名程度の卒業者.
記載なし.	本講習修了生は各小学校にて衛生係員として勤務する者が多い.	1932年以前は本科1部70～80名を講習.

1936年2月，28～30頁.

し「喜ぶべき」と述べた(15)。

次に「月俸」について、たとえば一九三一年における平均月俸三四円という額は一九二九年に比して低下したが、一般物価が下落している折にあっては、やむをえないこと、平均三〇円から四〇円の月俸は教職員には劣るものの他の職業婦人の待遇と比べると遜色がないこと、この平均は月手当五円から一〇円くらいの兼務者や月俸二〇円前後の農村も含んだものであり、四〇円以上得ている者も地域によってはいるとした(16)。学校看護婦は同様の金額水準の月俸を一九三四年まで得た。

さらに、学歴は、総数の約四分の一が高等女学校卒業程度、約四分の三が高等小学校卒業程度であるとした。ただし、たとえ高等小学校卒業の学歴であっても、

表17　学校看護婦の養成機関の概要

	講習場所	開始時期	講習期間	講習人員	経費（1年）
青森県	女子師範学校	1935年4月	第1学期	1935年は5年生並びに専攻科，1936年は4，5年生.	120円
山形県	女子師範学校	1933年4月	（講習内容欄参照）	本科第1部4，5年生.本科第2部1，2年生.	年240円
兵庫県	女子師範学校	1935年4月	1年	20人（専攻生）	1,212円
奈良県	女子師範学校	1932年	10日間	最上級全部約50人	100円
鹿児島県	大島郡教育会	1928年4月	1年	高等女学校卒業者および同等以上の学力がある者	150円
沖縄県	学校衛生婦養成所	1928年5月	1年	人数は年度により異なる.女子師範学校5年生，専攻科生，第2部生，小学校訓導の資格を持つ者.	1,119円
大阪府	学校衛生婦養成講習会	1928年7月	夏季休業中2週間	本科1部および2部約120〜150名（1933年以降）	1,020円

出所：文部大臣官房体育課「全国学校看護婦に関する調査（昭和九年度）（下）」『学童養護』第9巻2号，

日本赤十字社、医科大学、その他相当の看護婦学校で二年から三年間、看護学および普通学を修めた者など、学校看護婦は学歴および教養面で一つ抜きん出ていると評価した(17)。

最後に、一九三一年の時点で、札幌、函館、旭川の各市が、高等女学校卒業生を対象に、一定の講習を提供し、学校看護婦を認定したとある(18)。

一九三六年の調査には、学校看護婦を体系的に養成している機関として、以下があがっている（表17）。この表からわかることは、第一に、学校看護婦の講習会は、師範学校に通う教員を志望する女性を対象に実施された。第二に、講習の対象者は高学年の女性であったが、その人数は場所によって異なっていた。第三に、学習科目は看護学、学校衛生学など共通のものが多かったが、例えば奈良県では、選ばれた専攻生はトラホームに罹患している児童に対してのもしくはその予防のための洗眼業務に従事しており、「実習」と称した業務をおこなっていた。また鹿児島県ではこの講習を受けた者が「代用教員」に採用され教職と学校看護婦を兼務し、大阪府では「衛生係員」として小学校に勤務していることから、小学校の先生でありかつ学校看護婦でもあった者がこの時期にある程度いたことをうかがわせる。

このように日本の学校看護婦は、病院勤務の看護婦以上の能力を兼ね備えていなくてはならないという文部省の方針を背景として、専門職としてのレヴェルを上げる方法を模索している段階にあった。学校看護婦が体系的に学ぶ場が整備されていない社会の状況にあって、各地域ですでに活躍していた学校看護婦やそれに関わる主体が、独自の講習プログラムを作り上げて、少しでも学校衛生を担う専門性の高い職業としてレヴェルを上げるべく奮闘していたと考えられる。

三　学校看護婦の主張

(1)　不満表明

ところが、学校看護婦を雇用する小学校が、学校看護婦の役割を理解していない場合が少なからずあった。それゆえ、学校看護婦自身が考える職務内容と現場のそれに齟齬が生じていた。そして学校看護婦とはどのような職業であるかが小学校で働く者たちに十分に伝わっていなかったこともあり、待遇にばらつきが生じていた。一九三〇年三月には以下の記事が掲載されている。[19]

学校では職員として勤務し遠足その他の外部では教職員と経済的差別待遇を受けるとか職名は文部省訓令では学校看護婦となっているが東京市では学校衛生婦と呼んでおり又学校内での統一した呼び方がないため児童は「をばさん」「ねえさん」或いは「目の先生」と呼び甚だしきは「しらみの先生」などとまるで掃除婦扱いにしている者さえある。

そもそも、学校看護婦を受け入れた小学校が、彼女たちの存在意義を理解していなかった。対して学校看護婦は、自分たちこそが学校衛生を主体的に担う存在であるという使命感に燃えていた。このような両者の温度差により、学校看護婦は不満を持っていた。この思いをぶつけるべく、学校看護婦たちは、一九二九年以降大会を開催し、自身の地位を高めるために、運動した。

第一回の全国学校看護婦大会は一九二九年三月一二日に東京芝公園の日本赤十字社参考館講堂で開催された。参加者は一五二名であり、小学校所属の学校看護婦が大半をしめ、そのうち、五七名が東京からの参加者であった。[20]大会にあたっては、日本赤十字社社長であった平山成信が祝辞を述べている。ここで平山は、先の社会看護婦成立と同じ文脈で、第一次世界大戦後における保健問題への注目に基づき、各国の赤十字社が戦時救護事業のほか、健康増進、疾病予防、苦痛の軽減を目的に平時事業を実施するようになったこと、学校児童の養護問題がこの場で審議されることは喜ばしいことだと演説した。ここでの議論の中心は学校看護婦の設置、資格、職務に関する規定の制定と学校看護婦の待遇の改善であった。[21]

第四回の大会は一九三二年三月一二日、一三日に大阪市愛日小学校で実施され、参加者は三三〇名になった。[22]同大会では、第一に岐阜県の大垣市学校看護婦会が「学校看護婦に関する職制を速に制定せられんことを重ねて文部省に建議するの件」、東京市学校衛生婦会が「学校看護婦の健全なる向上発展のため速やかに統一したる職制を制定せられんことを当局に建議するの件」、広島市の石井フュノ氏が「第三回全国学校看護婦大会に於て可決せられたる職制の制定を実現促進するの件」を述べた(23)。

このうち、大垣市学校看護婦会の訴えの中心は「待遇」であった。これによると、学校看護婦は「小使さんと更に何等の異りたる点がないので日々不安なる日暮らし」をしており、「修学旅行にお供をしても汽車賃割引等の恩典にも浴する事が出来ず、況や「月給」にして頂くとか「恩給」の恩典に浴する等のことが出来ない」実態がある。これでは、「私等が安んじて其の職務に従事することが出来ぬ」と訴えた(24)。

東京市学校衛生婦会は、採用された場所の方針および経済状態によって、学校看護婦の執務範囲や待遇が異なる点に不満を述べた。具体的には、「トラホーム洗眼・応急手当のみが設置目的となさるる一群」、「所属県より学校へ、又他学校へ、所属県へと「廻る事」それ自体を衛生婦の存在目的となさるるが如き観を呈するもの」、「月謝収納出納業務と学童衛生の任務とを共同に嘱託せらる者」など、学校看護婦の位置づけが混乱していることを問題視した。さらに、所属する機関の予算を原因として、突然、学校看護婦設置の廃止や経験者の解職がおこなわれ、学校看護婦の質の低下、能率の減退等が見られるとも指摘している(25)。

以上の発言を受けて、大阪市学校衛生婦の田村ツナが賛成意見を表明している。田村の発言によると、学校看護婦は、一年を通じて数回のみ実施される校医の定期身体検査の補助要員であった。そして、学校衛生の中核をなす者は、校医でも訓導でもなく、私たち学校衛生婦なのであり、傷病児童の救護、悪性眼疾の治療、校内、家庭、地域における衛生思想の普及に果たす役割の大きさを訴えた(26)。

(2)「理想」と「現実」

このように、当事者としての学校看護婦が不満に思っていた点は、自身の役割への誤解と待遇であった。

では学校看護婦自身は自身たちにどのような役割があると考えていたのだろうか。また、彼女らはどのような意味で待遇に不満があったのだろうか。

①学校看護婦の役割とは

一九三三年一二月発行の『学童養護』には、福岡県で最初に開かれた学校看護婦会議における学校看護婦の意見が三つ掲載されている。このうち鈴木フジェと上野ユキエはそれぞれ「学級に於ける養護の実績向上を期するため学校看護婦は学級担任に対し如何に働くべきか」および「学校衛生教授項目を小学校教科中に加えられんことを其筋《その》に建議するの件」という題目で、自らの果たすべき役割について述べている。

まず鈴木は、学校看護婦と学級担任教師との関係は、「歩兵と騎兵・砲兵・工兵等の如き関係」にあり、学級担任教師が教育の大任を果たすためには、学校看護婦がよりいっそう働きかけを強めるべきだと主張した。続いて、学校看護婦が、学級担任教師に対して、何を働きかけるべきかについて、八項目に分けて記述がなされている。そのうち、鈴木は、七番目の項目で、学校衛生の精神と学校看護婦の職能が著しく誤解されているため、学校看護婦がその誤解を解くべきだと主張している。つまり、学校看護婦は疾病の治療とその後の処置のみが職能だと考えられているが、「治療前の治療」をおこない、かつ、明日の健康を生み出す仕事だと訴えている。そして八番目の項目で、学校担任教師は教授訓練方面に力を注ぐ場合が多いが、養護方面には消極的なので、学校看護婦が学級担任教師に働きかける必要があると主張した。そのうえで、鈴木の私案が紹介されている。学校看護婦から学級担任教師に対する働きかけとしては、「巡視してその結果につき学級担任に実行を促す事項」、「児童を観察したる結果学級担任を通じ児童に実行せしむべき事項」、「学級担任により特に児童に徹底せしむべき衛生教育の事項」があった。(27)

次に上野は、先の鈴木が主張した「衛生教育」の具体的な実行方法を提示し、小学校教育で修身科、読方科、理科、体操科、家事科等で体育衛生看護等の理論や実際が指導されているが概念的、一般的普遍的、時間不足であることを理由に、不満を述べた。そのうえで、上野は独立の教科として衛生教育をおこなうように主張している。(28)

以上を検討するかぎりにおいては、学校看護婦は自分たちの役割を「衛生教育の普及者」と見なしていることがわかる。しかしながら、小学校内部での衛生教育の位置づけが明確ではなく、同僚や小学生からの仕事上の理解を得ることも難しい実態があった。それゆえ、学校看護婦は自身の職業アイデンティーと実際の業務の間に存在するギャップに苛立ちを隠せなかったといえよう。

②待　遇

続いて、河原マスは「学校看護婦を一般教職員同等の待遇を付与せらるる様其筋に建議するの件」で待遇に関する主張を展開した。(29)その主張は八項目あった。第一に、学校衛生が小学校教育において第一義的地位を得ようとしており、学校看護婦の職務もそれにともない向上しているがゆえ、学校看護婦は「当然」、教職員と同一の待遇を与えられるべきであると主張した。第二に、文部省は学校看護婦を「学校医の補助機関」と位置づけているが、学校看護婦はそれぞれの責任を自覚しており、「一々校医の指示を仰ぎあくまで補助的の立場であることは不可能」と断言した。第三に、一般看護婦と同様「あまりに影がうすい」ことに関する不満を述べた。第四に、一般教職員との比較における「身分上の不安」を記した。第五に、ここで述べる「待遇」とは、賃金の上昇という意味での「待遇」のみを指すのではなく、「精神的の待遇」、すなわち、学校看護婦という名称を教育者にふさわしいものに変えること、学校看護婦は恩給を給与されるべき存在であることを主張した。第六に、小学校内での学校看護婦の扱いについて、「私共の仲間は好《よ》き待遇を受けねば働かぬというものは絶対に有りませんが、人生意気に感ずと申します、初めから差別的な取り扱いを受けることは避け得るならばと誰しも考えることでありませう」と綴った。第七に、待遇の改善を主張する理由は、待遇の改善が児童愛護に良い影響を与えるからであると述べた。(30)第八に、この一〇年の間にすでに学校看護婦の待遇を学校教員なみにすること、学校看護婦の勤務は教員に準ずとされていたにもかかわらず、実現されていないと考えていた。

ここで示されたように、河原もまた学校看護婦を「衛生教育指導者」と捉えていた。したがって学校看護婦と小学校教員に待遇上の格差が見られることは学校看護婦にとっては「不当」であると捉えられ、改善要求の対象となった。

③「専門教育の内容」と「現実」との狭間で

このように学校看護婦は衛生知識を小学生に伝える者としての役割を自覚していた。しかしながら、その対象者である小学生の生活環境が、それを円滑に進められるようなものでは必ずしもないということについても、学校看護婦は自覚していた。尋常小学校の学校看護婦であった吉元シヅは、「養護は理論でなく実行すべきものであるならば、どうしても環境に即した養護でなくてはならない」と述べた。(31)そのうえで、吉元は、自身の懺悔として、いかに児童に衛生訓練を主張しても、さっぱり実績があがらないので、児童の家庭調査にふみきったとある。そのうえで、学校看護婦としての職業アイデンティティーと、現実としてある小学生児童の生活について次のように語り、「自責の念に堪えなかった」ので「家庭、環境調査を根底に衛生訓練案を作り直した」と述べた。

四畳半のお部屋に七八人も住んで其の日の糧にあくせくしている家庭の児童に、如何に朝夕の歯みがきだの入浴を強調しても実行の出来るはずはありません。「僕が手拭を持って行くとお父さんの仕事に持って行く手ぬぐいがない」といっていた或る児童の言葉を今更思い出します。A市は新興労働都市で、殊に本校の区域は下層階級の巣窟です。故に衛生訓練には一層の考慮を払わねばなりません。(32)

このように学校看護婦は看護対象者である小学生がおかれている生活状況を分析した。そしてそれぞれの児童の健康状態を脅かす因子を「発見」し、かつ、それを取り除くための方策を、急速に普及した学校衛生の理論を用いて見いだすことで、小学生の健康状態を向上させようとした存在であった。

注

（1）杉浦守邦（一九七四）『養護教員の歴史』東山書房、日本学校保健会（一九七三）『学校保健百年史』第一法規出版。
（2）瀧澤利行・七木田文彦（二〇一四）「雑誌『養護』『学童養護』の複刻にあたって」復刻版『雑誌『養護／学童養護』』第一巻、大空社、一〜五頁（なお、以下の『養護』『学童養護』からの引用・註記は本復刻版による）。
（3）文部大臣官房学校衛生課（一九二五）『学校看護婦ニ関スル調査』。
（4）同右、四八〜五二頁の各数値。
（5）「制度を設け学校看護婦を全国に普及したい　校医を助けて学校衛生を初め　授業上体育上の世話をする役目で講習会で養成する」『読売新聞』東京版朝刊、一九二四年八月四日。
（6）名出文子は雑誌『養護』上に、「米国に於ける学校看護婦執務の状況について」というタイトルでアメリカ合衆国における学校看護事業について述べている。ここではアメリカ合衆国の学校看護婦が相当教養を積んだカレッジ程度の学校を卒業していること、学校看護婦とは、家庭と学校の間にたって親しく両者の事情を知り、個々の児童の衛生に関して常に指導者の地位であるべきと主張している。文部省体育課　名出文子「米国における学校看護婦執務の状況について」『養護』第三

巻第九号、一九三〇年九月一日、二一〜二三頁。
(7) 北豊吉「赤十字社児童保護事業と学校衛生」『博愛』第四二五号、一九二二年九月、九頁。
(8) 北豊吉「独・英・米の赤十字平時事業」『博愛』第四四一号、一九二四年二月、一〇〜一一頁。
(9) 吉田章信「学校看護婦」同右誌、二七頁。
(10) たとえば南行徳尋常高等小学校においては、執務規定の第一六条に、「看護婦日本赤十字社千葉支部の用務のため若しくは官公署の召喚のため出勤難きときは其の事由及び期間を具し学校長に届出すべし」とあり、日本赤十字社千葉支部との密な関係性が読み取れる。文部大臣官房学校衛生課(一九二五)、前掲調査、一〇二頁。
(11) 同右、一〇三頁。
(12) 同右、一〇三〜一〇七頁。
(13) 同右、一〇六〜一〇七頁。
(14) 同右、一〇七頁。
(15) 文部省体育課「全国学校看護婦に関する調査」『養護』第四巻第一一号、一九三一年一一月一日、一六〜一七頁。
(16) 同右、一九頁。
(17) 同右、二〇頁。
(18) 同右、二一頁。
(19) 「ひどいのは「しらみの先生」呼び名も滅茶な学校看護婦　職制を設けよ文部省へ談判」『読売新聞』東京版朝刊、一九三〇年三月一六日。
(20) 「主催　帝国学校衛生会　第一回全国学校看護婦大会概況」『養護』第二巻第四号、一九二九年四月一日、二三一〜二六頁。
(21) 同右、三三〜三五頁。
(22) 「第四回全国学校看護婦大会」『養護』第五巻第六号、一九三二年六月一日、一三頁〜一四頁。
(23) 同右、二八〜二九頁。
(24) 同右、三八〜三九頁。
(25) 同右、四一〜四二頁。

(26) 同右、四四頁。
(27) 八幡市前田小学校看護婦　鈴木フジエ「学級に於ける養護の実績向上を期するため学校看護婦は学級担任に対し如何に働きかくべきか」『学童養護』第六巻第一二号、一九三三年一二月、二五～二七頁。
(28) 上野ユキエ「1、学校衛生教授項目を小学校教科中に加へられんことを其筋に建議するの件」同右誌、二九～三一頁。
(29) 河原マス「学校看護婦を一般教職員同等の待遇を付与せらるる様其筋に建議するの件」同右誌、三一～三四頁。
(30) 同右、三四頁。
(31) 吉元シヅ「学校看護婦執務の理想」『学童養護』第七巻第一二号、一九三四年一二月、九頁～一〇頁。
(32) 同右、一〇頁。

終章　新たな役割が期待される看護師

かつて、日本の看護婦の歴史を描く際に、第二次世界大戦前後の「断絶」を少なからず強調する研究があった。ここでの「断絶」とは、「経験主義的」、「非科学的」、「医師従属的」であった戦前の看護と、「科学的で専門性の高い看護を直輸入した」戦後の看護の「断絶」を意味した。[1]ここで指し示す「科学的で専門性の高い看護」とはたとえば「GHQの指導によるアメリカ方式の近代看護体系」が想定された。[2]

戦前と戦後の連続・不連続の判定は、本書の目的ではない。ただし、どのような意味内容で、労働者としての看護婦の「何」が受け継がれているのかを整理する軸として、「連続」もしくは「断絶」という言葉をあえて使用したい。まず、「連続」について考えてみる。現在ある「看護師」と「准看護師」という資格の起源が、内務省令「看護婦規則」以前に制定されていた地方の看護婦規則に遡っていること、[3]第二次世界大戦前の医師会立の看護婦養成所が、第二次世界大戦後の准看護学院に引き継がれていることは、すでに実証されている。[4]

このような制度上の「連続性」に加えて、本書では、特に日本赤十字社や聖路加女子専門学校出身の看護婦のなかには、一九二〇年代から三〇年代にかけて、アメリカ合衆国で実践され「進んでいる」とされた公衆衛生の理論に依拠した看護を現地で直接学び、かつ、実践していた者がいたこと、そして、これら看護婦の少なからずが、占領期の看護改革においてアメリカ合衆国と日本の看護の橋渡しをする役割を果たし、第二次世界大戦後の看護教育改革の発言権を持つ立場にいたという意味での「連続性」を再確認した。そしてこのような役割をかつて担った看護婦たちは、より高い学歴を持っており、語学も身につけ、時には国をまたいで、高い職業意識を持ち、活躍していたという意味で、キャリア志向の女性たちであり、昨今、よく耳にする、「グローバルに活躍できる人材」の先駆けであった。このような看護婦のあり方は、現在の、看護師をめぐる政策の目指す方向性の一つでもある。今後の課題は、彼女たちが、日本ではないどこの国へ行って、誰と会い、何を学んだのか、それをどのように日本の看護に反映させようとしたのか、それが実現したのかどうかについてのより深い実証である。国内外の史料をさらに収集し分析することで、それができれば、戦前、戦後の看護の「連続性」の内実をよりいっそう明確にできると考えている。さらに、第二次世界大戦前の日本では、一部のエリートたる看護婦にしか認知されていなかったアメリカ合衆国発とされる看護の型が、第二次世界大戦後、看護の「スタンダード」として位置づけられていこうとした過程で生じた日本の看護婦の職務内容上の「受容」と「拒絶」の動きも再検証できるだろう。加えて、注目すべきは、第二次世界大戦前の日本の看護婦のなかには、公衆衛生という「新しい」とされた理論を取り入れることによって、職務の幅を広げていった者もいたことである。このような公衆衛生に携わる看護婦は、看護婦としてのキャリアをある程度積んだ者がなる傾向にあり、結果、「優秀な」看護婦と捉えられ、一九三〇年代後半に出現した新たな資格職である保健婦にも繋がっていく。優秀であると判断された理由は、特に公衆衛生分野では、時と場合によっては、患者に対して提供するサービス決定の判断が、医師ではなく、看護婦にゆだねられていたことによる。そのほかの要因の分析は、この時期に世界に吹き荒れた公衆衛生ブームとの関連をふまえて、さらにいっそう深く追究すべき論点であろう。

次に、「断絶」について考える。大都市圏に集中していた病院の周辺に、キャリアを積んだ看護婦が派出看護婦会を経営し、そこから看護婦を供給していたという構造は、第二次世界大戦前と第二次世界大戦後における日本の看護婦の働き方の決定的な違いといえる。看護婦が経営する派出看護婦会から派出されていたという意味での派出看護婦が、現在の日本ではマジョリティーを占めていないため、派出看護婦がいるかいないかという軸で「連続」と「断絶」の判断を求められたとするならば、戦前と戦後の看護は「断絶」していたと結論づけられるだろう。そして、派出看護婦の能力を、資格取得前の専門教育の学びの期間の短さのみで判断するならば、彼女たちの専門性は指定看護婦養成所卒業者に比して「低い」と結論づけられる。

しかしながら、派出看護婦のなかには、資格を取得後、長く働き続け、かつ、派出看護婦会を利用する患者のニーズに合わせて産婆資格も取得し、自身が求められる職務遂行のための能力を高めようとした者がいた。また、病院で働く看護婦は結婚すると辞めざるをえなかったが、派出看護婦は必ずしもそうではなかった。それゆえ、彼女たちが資格取得後、どのような形で、自身の職業生活を継続していったのかをあらためて分析した場合、教育期間の短さで測られる「専門性の低い」派出看護婦という像は、違う色を帯びてくる。派出看護婦に関する数少ない履歴書から判断する限り、「高くもなく低くもない「それなり」の収入を得て働き続ける女性としての派出看護婦」という姿があったのではないかと想像されるが、この想像を実証するためには、派出看護婦のキャリアパスを十分に実証できる史料の発掘が求められる。

そして、労働者としての派出看護婦のあり方の分析は、資格を持つ女性ならではの選択肢の幅を活かした働き方をしていた労働者の像を示すという意味において、歴史研究にとって重要な意味を持つことをあらためて強調したい。その含意は、第一に、看護婦を志す者のうち、派出看護婦か病院で働く看護婦になるかを選択する際に、高い賃金の獲得、もしくは、時間的融通が効くという理由で、派出看護婦を選択する者があったということだ。本書で中心的に分析した一九一〇年代から一九三〇年代には、定期的な感染症の流行があったこともあり、派出看護婦の需要は継続的に十分にあった。要は、派出看護婦は仕事がなくなる心配のない職業であった。また、日本社会で当時働いていた女性と同じく、医療機関で働いていた大多数の看護婦は、結婚を機に辞めざるをえなかったが、たとえ結婚していても、派出看護婦ならば、本人が望めば、継続して働けた場合があった。しかも、派出看護婦は日給であったため、いつどれくらい働くかは、もちろん会長との折衝はあったろうが、病院で働く看護婦に比べると、選択の自由があったともとれるのである。この論点に関するさらなる分析は、国内外問わず、ジェンダーの視点から、女性労働の歴史を分析した研究をより踏まえたうえでなされなければならない。

第二に、第3章でも強調したように、派出看護婦会を経営していた看護婦は、女性の独立自営業者であったという側面である。彼女たちは、「悪徳な者」ばかりではなく、「自活した女性の先駆者」として評価されるべき者もいた。特に後者の者たちについては、いま一度注目されてもよい。ただし、派出看護婦会の会長の二つの特徴のうち、どちらが経営者としての派出看護婦会会長のあり方を代表するのかについては、派出看護婦会の経営実態がわかる史料が現在不足している以上、確たる判断はできないことを付け加えておく。

続いて、第二次世界大戦前に、病院で働いた看護婦はどのような働き方をしていたのか。第二次世界大戦前の医療機関には、看護婦、見習看護婦、頻繁に病院への出入りを繰り返す派出看護婦がいた。官公立病院や日本赤十字社は、教員の多くが医師である指定看護婦養成所を持っていて、それぞれの病院が持つ診療科や患者の特性に応じた看護婦を養成した。[5] 彼女たちは義務年限までは働き続ける必要があったが、その後は、勤務先選択の自由を持っていた。ただし、彼女たちが結婚した場合、一部の例外を除いて、退職を求められた。それゆえ、賃金も他の職種に比して高い水準ではなかった。資格職といえども、病院で働く日本の看護婦は、「結婚するまで」の仕事としての「看護婦」という位置づけであり続けてきた。そして、「病院で需要すべきものとしての医療や看護サービス」という通念を人々が持ちつつあった二〇世紀にあっては、病院での看護婦の働き方が「スタンダード」であるかのように捉えられてきた節があり、本書でとりあげた地域や家庭での看護婦の活躍はあまり知られることなく今日にいたっている。

このような状況は今後どうなるのか。現在、看護師の働き方が変わるかもしれない動きがある。第一は、高齢化社会の進展にともなう「看護」と「介護」の接近である。二〇一六年に、厚生労働省は、看護師や介護福祉士、保育士などの医療・福祉系人材の養成課程の一部を共通化する方針を固めたとある。(6) この動きは、在宅看護および在宅介護推進の動きと無関係ではない。第二は、医師不足や在宅医療の普及などを背景に、医師の判断を待つだけではなく、自ら診療行為の一部を担う「特定看護師」の養成が始まっており、かつ介護・看護事業を手掛ける動きがでてきていることだ。(7) このような動きにともない、看護師の活躍の場は、「病院」にとどまらず、「高齢者が暮らす自宅および施設」に広がるという見通しがある。

本書では、派出看護婦は、経済原理によって、派出婦に、職を奪われ、そのことが、日本社会における派出看護婦衰退の一要因となったと述べた。そして、その際には、派出婦賃金の相対的な安さに対抗する措置として、派出看護婦賃金もまた値を下げるという現象が生じた。

では、現在の看護と介護の接近現象をうけて、看護職と介護職の待遇はどのように変化していくのだろうか。看護師と介護職の教育カリキュラムの一部を統一する大きな理由は、介護職にとってのキャリア向上の一つとして看護職を選択しやすくして、そのことによって、介護職の待遇を向上させることに、大きな目的があるという。では看護師の待遇はどうなっていくのだろうか。先に見た派出婦と派出看護婦の歴史をふまえると、この動きは注視されるべき事象であろう。

注

(1) 橋本やよひ(一九七六)「京都における派出看護―その「職業」確立化過程について―」日本看護協会調査研究報告シリ

ーズ、No.4。

(2) 同右。

(3) 平尾麻智子（二〇〇一）「大正四（一九一五）年制定の『看護婦規則』の制定過程と意義に関する研究」『日本医史学雑誌』四七巻三号。

(4) 山下麻衣（二〇〇八）「明治期日本における看護婦の誕生―内務省令「看護婦規則」前史」川越修・鈴木晃仁編著『二〇世紀社会の医療戦略　分別される生命』法政大学出版局所収、九四～九五頁の表1参照。

(5) その他大多数の私立病院は、病院雇用の看護婦数が極端に少なく、派出看護婦を含めた「付添の人」を適宜雇用した。

(6) 「資格課程、基礎を共通化　看護師・保育士など人材確保へ」『朝日新聞』朝刊、二〇一六年五月二九日。

(7) 「看護師、活躍の場広げる、医師と連携し診療も担当、在宅介護・看護、事業を展開。」『日本経済新聞』朝刊、二〇一四年八月三〇日。および日本看護協会ウェブサイト内の看護師の役割の拡大に関する説明。http://www.nurse.or.jp/nursing/tokutei/index.html 二〇一六年六月二七日閲覧。

あとがき

看護婦を研究対象にしようと決めたのは、私が大阪大学大学院経済学研究科の修士課程在学時であった。経済学部の学生であった頃から、女性の働き方に関心があったので、大学院に進学し日本経済史・日本経営史分野を専攻して以降も女性労働の歴史を研究しようということは決めていた。職種を決定する過程で、日本経済史および日本経営史で研究対象として現れる女性が、近代日本の工業化に大きな貢献をした紡績産業に従事する女性労働者に偏っているようにも見える研究分野上の特性に、違和感を持った。研究テーマ設定を考えていたこの時期に、歴史人口学、医学史、社会史の研究者の方々との交流が多くあったことが影響して、資格職の代表的な労働者であってかつ現在も医療や福祉の現場で活躍している看護婦が研究対象として頭に浮かんだ。日本の看護婦が資格職になるまでにはどのような道のりがあったのか、そして、彼女たちが、どのような場所で、どのような労働条件で働いてきたのかに関する研究をライフワークとしていこうと最終的に決意するに至ったのは、女性が多く従事する資格職としての看護婦に対する関心があった。そして、決定的であったのは修士課程二年生の際におこなった看護師の管理職の方々に対するインタビューで受けた衝撃が大きかったからである。

修士論文を執筆するにあたり、私は、現役で活躍しておられる看護師の方に、看護師として働くにあたってどのようなキャリアをたどってこられたのか、どのようなことを問題だと捉えられているのかを直接お話を伺うため、大阪市や京都市に位置する病院を複数訪問した。「飛び込み営業スタイル」であったため、時と場合によっては、かなり失礼な形で面談を要望させていただいていたのではなかろうかと本当に恥ずかしくなる。このような体当たりかつ無謀なお願いであったにもかかわらず、約二〇名の当時看護部長であった方々から貴重なお話を伺えた。このインタビューで、看護を現場で支える方々が持っておられる「自分の食い扶持は自分で稼ぐ」自立した女性としての力強い心意気や覚悟を直接伺えたことは、私にとって言い尽くせない財産となった。

このインタビューによって、私は、看護師の方々が、それぞれにとっての「ありうべき看護の姿」という像を真剣に模索しながら、仕事をなさっているということを知った。医師とは異なるやり方で患者に寄り添うということはどういうことか。看護師ならではの「患者への寄り添い」が専門性を持つ職務として社会に受け入れられ、評価されるためには、何をすべきか。インタビューに応じて下さった方々は、このような方向性の悩みを常に抱えながら仕事を続けていると述べておられた。もちろん、望んでおられる理想の看護師像は、個々人で微妙に異なるものの、その目的を達成させるためには、看護師職業のより一層の地位向上が不可欠であるという主張については一致していることを知った。

では、看護師の方にとっての「ありうべき姿」とはいったいどういったものだったのか。そもそもなぜ看護師は「ありうべき姿」を追い求めるという心性を持つのであろうか。「ありうべき姿」を追い求めるということは「ありうべき姿」からは明らかに「ずれていた」とみなされた看護婦の存在がかつてあったのだろうか。もしそうだとすれば、いったいどういう働きぶりで生きていた女性たちであったのだろうか。私は、「ありうべき姿」として生きていたと讃えられた看護婦だけではなく、「ずれている」とされた看護婦の「ずれ」の意味するところについても十分ではないかもしれないが本書で表現しようとした。このような「ずれ」をあぶりだすことは、日本社会で看護婦がどういう存在であったのかをより客観的に捉える一助となるであろう。そして、そのことを知れば現在にまだある「ありうべき姿」の模索の背景を歴史の視点から知ることにつながるのではなかろうか。本書は「これを読めば日本の看護の全体像があまねく多くの方々にわかる本を」という吉川弘文館編集部のご依頼をきっかけに執筆したため、看護婦が実際に話しり感じたことに関する記述、看護婦をめぐる興味深いエピソードも意識的に多く加えたつもりである。本書出版をきっかけとして引き続き私がすべき仕事は、広範囲かつ詳細な一次史料を一つでも多く発掘すること、経済史を基盤として看護婦の労働内容を緻密に実証分析することだと考えている。

私が研究を進める過程にあって、知的な刺激を存分に与えて下さり、ありうべき研究者としての姿を示して下さる先生方、共同の研究プロジェクトに集い高め合い時には叱咤激励して下さる研究仲間の皆さますべてに、この場をお借りして感謝の意を表します。

原稿が、遅れに遅れたにもかかわらず、粘り強く励ましてくださった吉川弘文館の永田伸様。編集をとりまとめて下さった吉川弘文館の並木隆様、とても丁寧に編集作業を迅速に進めてくださった編集工房トモリーオの高橋朋彦様。過分なるご配慮に拝謝いたします。

最後に、公私ともに支え合い生活を共にしてきている今城君、いつも優しく支えてくれる母、研究者としての道を私に切り開く大きな原動力となり、五〇代前半という若さで病によりこの世を去った父に、心から感謝したい。

〔付記〕本研究はＪＳＰＳ科研費（１５Ｈ０３２３５）の助成を受けたものである。

二〇一六年九月

山　下　麻　衣

た　行

な　行

は　行

ま～ら行

ま〜ら行

事　項

あ　行

か　行

さ　行

索　　引

人名・機関名

あ　行

か　行

さ　行

た　行

な　行

は　行

著者略歴
一九七四年　大阪府大阪市に生まれる
一九九九年　大阪大学大学院経済学研究科博士課程単位取得満期退学
現在　京都産業大学経営学部教授

〔主要編著書・論文〕
『歴史のなかの障害者』（編著、法政大学出版局、二〇一四年）
「明治期日本における看護婦の誕生―内務省令「看護婦規則」前史」（川越修・鈴木晃仁編著『分別される生命　二〇世紀の医療戦略』法政大学出版局、二〇〇八年）
「一九〇八年から一九四〇年における日本赤十字社の収入構造から見た事業展開」（『京都産業大学論集　社会科学系列』第三一号、二〇一四年）

看護婦の歴史
寄り添う専門職の誕生

二〇一七年（平成二十九）一月十日　第一刷発行

著者　山《やま》下《した》麻《ま》衣《い》

発行者　吉川道郎

発行所　株式会社　吉川弘文館
郵便番号一一三―〇〇三三
東京都文京区本郷七丁目二番八号
電話〇三―三八一三―九一五一〈代〉
振替口座〇〇一〇〇―五―二四四番
http://www.yoshikawa-k.co.jp/

印刷＝株式会社 理想社
製本＝誠製本株式会社
装幀＝伊藤滋章

ISBN978-4-642-03863-8